前　言

U0317045

英文《DSM-5® 障碍定式临床检查》的研究版 (SCID-5-RV) 和临床版 (SCID-5-CV) 是美国精神医学学会根据《精神障碍诊断与统计手册 (第五版)》(以下简称 DSM-5) 制定的一系列工具，以规范精神障碍诊断的过程，从而提高其信度和效度。临床版包含了常见精神障碍的种类和亚型，研究版则不仅包含了更多的障碍的种类和亚型，而且还增加了主要诊断的标注。两个版本均适合在临床实践和科学研究中应用，适用于对精神障碍患者、其他躯体疾病的患者以及社区居民进行精神障碍的诊断。SCID-5-RV 的用户应该是熟悉 DSM-5®诊断标准的人，可以是精神科医师，也可以是心理学工作者、精神科护士、社会工作者或者其他相关专业人员。

为了推广 SCID-5-RV 在国内的使用，我们翻译了《DSM-5® 障碍定式临床检查 (研究版) 访谈手册》(以下简称"访谈手册") 和《DSM-5® 障碍定式临床检查 (研究版) 用户指南》(以下简称"用户指南")。在英文版的基础之上，我们在翻译过程中对访谈手册和用户指南进行了必要的调整，并且对条目重新进行编号。另外，在国外，临床工作者每检查一名患者，需使用一本几百页的 SCID-5-RV 检查手册，这会耗费很多纸张，且不方便在评估过程中跳转和记录。为了加强这套工具书在中国的适用性并节约纸张，我们制定了此记录单——《DSM-5® 障碍定式临床检查 (研究版) 记录单》。在使用相应 SCID-5-RV 中文版的临床和流调项目中可以使用此记录单。

我们在此记录单中也添加了一些与临床实践密切相关但不属于 SCID-5-RV 的内容：(1)简易智力状态检查量表（MMSE）(第 15 页); (2) 最近 1 个月社会功能的评估 (第 46 页); (3) 最近 1 个月生活质量评定表 (第 46 页); (4) 精神病家族史评定表 (第 47 页); (5) 求医方式评定表 (第 48 页)。检查者可以根据自己的需要，有选择性地使用这些评定表。

上海交通大学医学院附属精神卫生中心危机干预研究室

2020 年 12 月

目　　录

概　　述

我会询问一些你可能出现过的问题或困难。在我们进行谈话时，我要做一些记录。在我们开始之前，你还有什么问题吗？

注：临床工作者需要全面评估任何目前的自杀观念、计划或行动，并采取必要的措施。

人口学资料	
性别	(1=女，2=男，3=其他，如变性) ＿＿ R1
民族	＿＿ R2
	[1=汉，2 其他，(描述：＿＿＿＿＿＿＿＿)] R3
你的出生日期是什么时候 (阳历)？	＿ ＿ ＿ ＿年＿ ＿月＿ ＿日 R4—R6
你现在多大年纪？	＿ ＿岁 R7
你目前的婚姻状况是未婚、已婚、同居、丧偶、离婚或分居？	＿＿ R8
	[1=未婚，2=已婚，3=同居，4=丧偶，5=离婚，6=分居，8=其他 (描述：＿＿＿＿＿)] R9
若是已婚或同居: **你结婚多久了？**	＿ ＿年＿ ＿月 R10, R11
若是结过婚: **你结过几次婚？**	＿ ＿次 R12
你有几个孩子？	＿ ＿个 R13
若有: **他们的年龄多大？**	＿ ＿岁／＿ ＿岁／＿ ＿岁 R14—R16
若没有孩子，放空；多于5个孩子填最小的5个的年龄；小于1岁写01岁	＿ ＿岁／＿ ＿岁 R17, R18
你目前和多少人住在一起？	＿ ＿个 R19
若有: **这些人与你是什么关系？**	R20
其中有几个 18 岁以下的孩子？	＿ ＿个 R21
你出生在哪个省，哪个市，哪个 (区/县)，哪个 (街道/乡镇)？	＿＿＿＿＿省 ＿＿＿＿＿市 R22, R23
	＿＿＿＿＿区/县 ＿＿＿＿＿街道/乡镇 R24, R25
你现在住在哪个省，哪个市，哪个 (区/县)，哪个 (街道/乡镇)？ (不一定是户口所在地。)	＿＿＿＿＿省 ＿＿＿＿＿市 R26, R27
	＿＿＿＿＿区/县 ＿＿＿＿＿街道/乡镇 R28, R29
最近3年内，你有多少个月居住在这个 (街道/乡镇)，不包括因任何理由去外地的时间？	＿ ＿月 R30
你目前住在什么样的房子里？	＿＿＿ R31
	[1=独栋房，2=公寓，3=集体宿舍，4=庇护场所，5=流浪，8=其他 (描述：＿＿＿＿＿)] R32

教育和工作经历	
你读过多少年书?	＿ ＿年 R33 (指完成的全日制教育, 留级或未完成的学年不算)
你为什么没有继续读?	_____ R34
你有没有参加什么专业技术培训却没完成?	(1=否, 3=是) ____ R35
若是: 你为什么没完成?	_____ R36
你从事哪方面的工作?	_____ R37
你是在家以外的地方工作吗?	(1=否, 3=是) ____ R38
你一直做这方面的工作吗?	(1=否, 3=是) ____ R39
若否: 你过去还做过什么工作?	_____ R40
你在同一个地方工作的最长时间是多久?	＿ ＿年＿ ＿月 R41, R42
你现在做的工作有报酬吗?	(1=否, 3=是) ____ R43
若是: 你目前这份工作做多久了?	＿ ＿年＿ ＿月 R44, R45
若少于6个月: 你为什么从上一份工作离职?	_____ R46
你目前这份工作是兼职还是全职?	(1=兼职, 2=全职) ____ R47
若是兼职: 你通常每周工作多少个小时?	＿ ＿ ＿小时 R48
你为什么做兼职而不是全职工作?	_____ R49
若否: 你上次做有报酬的工作是什么时候?	(若从无, 填满 "8") ＿ ＿ ＿ ＿年＿ ＿月 R50, R51
你现在为什么不工作?	_____ R52
你现在怎么养活自己?	_____ R53
你曾经有过一段时间不能工作或学习吗?	(1=否, 3=是) ____ R54
若是: 那是什么情况?	_____ R55
你目前有接受残疾补贴吗?	(1=否, 3=是) ____ R56
若是: 你因为什么原因而接受残疾补贴?	_____ R57
(检查者评定目前的就业状况)	____ R58 (1=全职工作　　2=兼职工作　　3=全职照看家庭 4=学生/接受培训　　5=退休　　6=无业, 在找工作 7=无业, 没在找工作　　8=残疾)

若调查对象不是肯定的或可能的精神障碍患者，跳至第 5 页 [R82]

现病概述	
(检查者判断) 最近 1 个月治疗状态	———— R59
若以下信息尚未知:	[1=目前住院 (包括社区治疗), 2=目前门诊, 3=自助团体, 4=目前未治疗, 8=其他 (描述: _____)] R60
在最近 1 个月内, 你接受过任何精神卫生服务或物质滥用的治疗吗?	
若是: **是什么样的服务?**	
你这次发病以来第一次到 (医院/诊所) 就诊是什么时候?	_ _ _ _ 年_ _月_ _日 R61—R63
主诉和存在问题的描述	
这次是什么原因让你来这里的? (一直困扰你的主要问题是什么?)	_____ R64
	_____
若没有详细描述存在的问题:	_____
请你更详细地跟我讲讲这方面的问题。	_____
现病起病	
这次发病是从什么时候开始的? (你第一次注意到有问题了是什么时候?)	_ _ _ _ 年_ _月_ _日 R65—R67
	(若月不清楚, 尽量估计; 若日不清楚, 填 "15")
若仍不清楚: **你上一次感觉还好, 即通常的状态, 是什么时候?**	
新症状或复发	
这是新情况, 还是原有情况复发了?	(1=新情况, 2=原有情况) ___ R68
是什么原因让你现在来求助的?	_____ R69
	_____
环境背景和可能的触发因素	
当这个问题出现时, 你的生活是怎样的?	_____ R70
就在这个问题开始之前, 发生了什么事情或变化吗? [你认为这件事与你 (目前疾病) 有什么关系吗?]	_____ R71
	_____

现病病程或恶化

在这个问题开始后，接下来发生了什么？(有其他事情开始困扰你吗?)

_____ R72

_____

从这个问题开始至今，你什么时候感觉最糟糕？

— — — — 年_ _月 R73, R74

(填写最后一次出现最糟糕状况的年月)

若以下信息尚未知:

在最近 1 年内，你什么时候感觉最糟糕？

— — — — 年_ _月 R75, R76

(填写最后一次出现最糟糕状况的年月)

既往精神疾病治疗史

你第一次因为精神、情绪或行为问题寻求他人帮助是什么时候？

— — — — 年_ _月 R77, R78

(若从未求助过，填满 8，然后跳至下一页，**R82**)

当时是什么情况？

_____ R79

你曾经因为这些问题接受过治疗吗？

(1=否，3=是) R80

_若是:_ **你接受过什么治疗？接受过药物治疗吗？你治疗了多久？有帮助吗？**

_____ R81

如果有几个独立的疗程或治疗情况复杂，此处放空，在本书第 6 页的"治疗史记录表"(访谈手册第 15 页) 中填写。

_____

_____

跳至下一页 [R91] "物质成瘾治疗史"

非精神障碍患者的目前和既往精神病理时段	
回顾你以往人生，你什么时候感到最难过？	＿＿＿＿＿＿ **年**＿＿**月** R82, R83
为什么？是什么样的情况？你当时有怎样的感受？	＿＿＿＿＿＿＿＿＿＿＿＿＿ R84
	＿＿＿＿＿＿＿＿＿＿＿＿＿
在你一生的任何时候，是否因精神、情绪或行为问题寻求过他人的帮助？	(1=否，3=是)＿＿ R85
→ *若否:* 跳至 **R89** "物质成瘾治疗史"，见下。	
→ *若是:* **当时是什么情况？**	＿＿＿＿＿＿＿＿＿＿＿＿＿ R86
你第一次因为精神、情绪或行为问题寻求他人帮助是什么时候？	＿＿＿＿＿＿ **年**＿＿**月** R87, R88
你曾经因这些问题接受过治疗吗？	(1=否，3=是)＿＿ R89
若是: **你接受过什么治疗？有过药物治疗吗？那是什么时候？**	＿＿＿＿＿＿＿＿＿＿＿＿＿ R90
如果有几个独立的疗程或治疗情况复杂，此处放空，在下一页的"治疗史记录表"中填写。	＿＿＿＿＿＿＿＿＿＿＿＿＿
	＿＿＿＿＿＿＿＿＿＿＿＿＿
物质成瘾治疗史	
你曾因为酗酒、吸毒或药物成瘾而寻求过帮助吗？	(1=否，3=是)＿＿ R91
若是: **你曾经因这些问题接受过治疗吗？**	(1=否，3=是)＿＿ R92
若是: **你接受过什么治疗？接受过药物治疗吗？那是什么时候？**	＿＿＿＿＿＿＿＿＿＿＿＿＿ R93
如果有几个独立的疗程或治疗情况复杂，此处放空，在下一页的"治疗史记录表"中填写。	＿＿＿＿＿＿＿＿＿＿＿＿＿
	＿＿＿＿＿＿＿＿＿＿＿＿＿
你曾经参加过与心理、精神、酗酒、吸毒或药物成瘾问题有关的自助团体吗？	(1=否，3=是)＿＿ R94
若是: **因为什么问题去的？那是什么时候？**	＿＿＿＿＿＿＿＿＿＿＿＿＿ R95

精神病住院史

你曾经住过精神病院或综合医院的精神科病房吗? *(若是)* **共住过多少次?**

(若未住过, 填 "00") __ __ **次** R96

若住过: **你是因为什么问题住院的呢?**

若该调查对象未充分回答这个问题, 委婉地质疑, 例如:

没有其他原因了吗? 人们通常不会因为仅仅感觉到 (疲惫/紧张/自用词) 就去看精神科。

R97

_____

_____

_____

_____

治疗史记录表

就诊时间 年 / 月	描述 (症状, 触发事件)	治疗和结果	
____ / ____	_____	_____	R98—R101
____ / ____	_____	_____	R102—R105
____ / ____	_____	_____	R106—R109
____ / ____	_____	_____	R110—R113
____ / ____	_____	_____	R114—R117
____ / ____	_____	_____	R118—R121
____ / ____	_____	_____	R122—R125
____ / ____	_____	_____	R126—R129
____ / ____	_____	_____	R130—R133
____ / ____	_____	_____	R134—R137
____ / ____	_____	_____	R138—R141
____ / ____	_____	_____	R142—R145

自杀观念和计划		
你曾经希望自己死去或者希望自己可以长睡不醒吗?	(1=否, 3=是) ____	R146
➤ *若否: 跳至 R156 "自杀未遂", 见下。*		
➤ *若是:* **跟我讲一讲。**	_____	R147
在最近 1 周内 (包括今天), 你有过这种想法吗?	(1=否, 3=是) ____	R148
➤ *若否: 跳至 R156 "自杀未遂", 见下。*		
➤ *若是:* **检查意图。**		
在最近 1 周的任何时候, 你有过自杀的强烈冲动或尝试自杀的意图吗?	(1=否, 3=是) ____	R149
若是: **跟我讲一讲。**	_____	R150
在最近 1 周内, 你想过你会怎样具体实施吗?	(1=否, 3=是) ____	R151
若是: **能告诉我你想怎么做吗?**	_____	R152
当你想自杀时, 你想过需要做什么准备吗?	(1=否, 3=是) ____	R153
若是: **你有条件这么做吗?**	(1=否, 3=是) ____	R154
跟我讲一讲。	_____	R155
自杀未遂		
在你一生的任何时候, 你尝试过自杀吗?	(1=否, 3=是) ____	R156
若否: **你曾经故意伤害过自己吗?**	(1=否, 3=是) ____	R157
若否: 跳至 R163 "其他目前问题", 见下页。		
你有过多少次故意自伤或自杀的行为?	__ __次	R158
有最严重医学后果的那次故意自伤或自杀行为是在什么时候? 若仅有1次, 填该次的年月; 若有多次, 按照需要急诊、住院或重症监护等情况确定最严重的那次。	__ __ __ __年__ __月	R159, R160
你当时做了什么? (能告诉我发生了什么事吗?) 你在尝试结束自己的生命吗?	_____ _____ _____	R161
在最近1周内 (包括今天), 你有过任何故意自伤或自杀的行为吗?	(1=否, 3=是) ____	R162

其他目前问题		
在最近 1 个月内，你在工作、家庭、人际关系或其他方面有问题吗？	(1=否, 3=是) ____	R163
若有问题: 跟我讲一讲。	_____	R164
在最近1个月内，你的心情怎么样？	_____	R165
在最近1个月内，你的空闲时间是怎样度过的？	_____	R166
在最近1个月内，你和谁待在一起？	_____	R167
你是否正在服用药物、维生素、营养补充剂或天然保健补品（除了那些你已经告诉我的）？	(1=否, 3=是) ____	R168
若是: **你通常服（药）的量和频率怎么样？（你最近服用的量有改变吗?)**	_____	R169
在最近 12 个月内，你用过任何非法的或者娱乐性的物质吗？	(1=否, 3=是) ____	R170
在最近 12 个月内，有没有超过你处方量地服用处方药、提前吃完你的处方药或非法使用处方药？	(1=否, 3=是) ____	R171
你现在的身体健康状况如何，有任何问题吗？	(1=否, 3=是) ____	R172
若有: **跟我讲一讲。**	_____	R173
躯体疾病住院史和法律问题		
你曾经因为躯体疾病住过院吗？	(1=否, 3=是) ____	R174
若是: **那是什么情况？**	_____	R175
在你一生的任何时候，你有被捕、打官司或其他法律纠纷吗？	(1=否, 3=是) ____	R176
若有: **那是什么情况？**	_____	R177

终身酒精使用史	
现在我想进一步询问你一生饮酒的情况。	
在你一生的任何时候, 你是否喝过酒?	(1=否, 3=是) ___ R178
	(若否, 跳至下一页 "终身非酒精物质使用史", **R191**)
你通常喝多少酒?	_____ R179
在你一生中, 你什么时候喝得最多?	_____ R180
在那段时间:	
你喝什么酒, 啤酒、红酒、白酒或其他酒?	_____ R181
你一次会喝多少?	_____
你多久这样喝一次?	_____
在你一生的任何时候, 是否有一段时间喝酒给你带来了麻烦?	(1=否, 3=是) ___ R182
若是: **跟我讲一讲。**	_____ R183
在你一生的任何时候, 是否有一段时间别人反对你喝酒?	(1=否, 3=是) ___ R184
若是: **跟我讲一讲。**	_____ R185
在最近3个月内, 你是否喝过酒?	(1=否, 3=是) ___ R186
若是: **在最近 3 个月内有多少天喝过酒?**	__ __天 R187
在这些天里, 喝什么酒, 每天喝多少?	_____ R188
你通常是独自喝还是有别人在场时喝?	(1=独自, 2=有他人在场) ___ R189
若有别人在场: **通常有谁在场?**	_____ R190

终身非酒精物质使用史	现在我想询问你一生中毒品和药物的使用情况。			
若调查对象在评估中断然否认一生中使用过毒品或精神活性物质，跳至扫描模块。否则继续物质评估。	**名称和使用情况**: 对每个类别的每种毒品或药物，请根据<u>下页大方框</u>中的问题标明名称并描述使用情况。	**终身**: 若在<u>任何 1 年</u>（除了最近 1 年）内使用了毒品 6 次以上，或者可能存在处方药或非处方药的滥用，圈 "3"，否则圈 "1"。	**最近 1 年**: 若在最近 1 年内使用了毒品 6 次以上，或者可能存在处方药或非处方药的滥用，圈 "3"，否则圈 "1"。	
[镇静剂、催眠药或抗焦虑药] **你是否曾经服用过让你镇静、帮你放松或助你睡眠的药物?** (例如，安定、阿普唑仑、劳拉西泮、氯硝西泮、唑吡坦、扎莱普隆或佐匹克隆之类的药物?)	名称: _____ 使用情况: _____ _____ _____	1　　　3	1　　　3	R191—R193 R194
[大麻] **你是否曾经使用过大麻** [例如，"罐子" (pot)、"青草" (grass)、"大麻" (weed)]，**哈希什** ["印度大麻" (hash)]，**四氢大麻酚，K2 或 "香料"** (spice)?	名称: _____ 使用情况: _____ _____ _____	1　　　3	1　　　3	R195—R197 R198
[兴奋剂] **你是否曾经使用过兴奋剂或 "嗨药"** (upper) **来增加精力、保持清醒、减肥或集中注意力?** [例如，快速丸、甲基苯丙胺、冰毒、"曲柄" (crank)、哌甲酯 (利他林)、苯丙胺 (阿得拉)、右旋苯丙胺或者处方减肥药之类的药物?] **可卡因或 "快克"** (crack) **呢?**	名称: _____ 使用情况: _____ _____ _____	1　　　3	1　　　3	R199—R201 R202
[阿片类物质] **你是否曾经使用过海洛因或美沙酮? 处方镇痛药?** [例如，吗啡、可待因、扑热息痛、复方羟可酮、奥施康定、羟考酮 (泰勒宁)、维柯丁、氨酚氢可酮片、氢可酮、赛宝松或丁丙诺啡之类的药物?]	名称: _____ 使用情况: _____ _____ _____	1　　　3	1　　　3	R203—R205 R206
[苯环利定及相关物质] **你是否曾经使用过苯环利定** ["天使粉" (angel dust)、"迷幻毒品" (peace pill)] **或氯胺酮** [K 粉、"特别 K" (Special K) 或 "维他命 K" (Vitamin K)]**?**	名称: _____ 使用情况: _____ _____ _____	1　　　3	1　　　3	R207—R209 R210

	名称和使用模式	终身		最近 1 年		
[其他致幻剂] **你是否曾经为了达到幻觉状态** (trip) **或增强感觉而使用药物?** {例如, 二乙麦角酰胺 [LSD]、"酸" [acid]、佩奥特碱、麦司卡林、"梦幻蘑菇" [mushrooms]、裸盖菇素、摇头丸 [亚甲二氧甲基苯丙胺或 "莫利" (molly)]、浴盐、二甲基色胺或其他迷幻剂类药物?}	名称: _____ 使用情况: _____ _____ _____	1	3	1	3	R211—R213 R214
[吸入剂] **你是否曾经用过胶、油漆、修正液、汽油或其他吸入剂以上头?** *注: 一氧化二氮、戊烷异丁酯、丁烷异丁酯和亚硝酸异丁酯均不是吸入剂, 故被归类为其他 (或未知) 物质使用障碍 (见下)。*	名称: _____ 使用情况: _____ _____ _____	1	3	1	3	R215—R217 R218
[其他或未知] **你是否曾经用过其他影响精神的物质?** {例如, 促蛋白合成类固醇, 一氧化二氮 [笑气, "轻型战车" (whippets)], 亚硝酸盐 [亚硝酸异戊酯、亚硝酸丁酯、"爆竹" (poppers) 或 "磕头虫" (snappers)], 减肥药 (芬特明), 或者治疗过敏、感冒、咳嗽或失眠的非处方药? }	名称: _____ 使用情况: _____ _____ _____	1	3	1	3	R219—R221 R222

在询问毒品和药物使用的过程中, 若调查对象承认使用过某种物质需要用以下问题跟进:

你一生之中什么时候使用 (物质) **最多? 这段时间持续多久? 当时使用的频率和量如何?**

你曾经有过一段时间使用 (物质) **给你带来麻烦吗?** *(若是)* **在最近 12 个月内有吗?**

你曾经有过一段时间别人反对你使用 (物质) **吗?** *(若是)* **在最近 12 个月内有吗?**

➤ *若是非法或娱乐性物质:*
    你曾经在任何长为 12 个月的时间段中至少用了 (物质) **6 次吗?** *(若是)* **在最近 12 个月内有吗?**

➤ *若是处方药:*
    你对 (处方药) **上瘾或有依赖了吗? 你曾经使用的量比处方的量要大、提前用完或频繁地看多名医生以保证你不会断药吗?** *(若是)* **在最近 12 个月内有吗?**

➤ *若是非处方药或未知的药物:*
    你对 (非处方药) **上瘾或有依赖了吗? 你曾经使用的量比指导剂量要大吗?** *(若是)*
    在最近 12 个月内有吗?

扫　描

若检查者决定不使用扫描模块，跳至第 15 页 [MMSE]

	1=否；3=是
注: 若调查不包含可选择障碍的诊断，扫描时可忽略加底纹的问题。 **现在我想初步了解你可能经历过的问题。之后，我们会详细讨论。**	将扫描结果转抄至各模块相应障碍的条目

1. **在你一生的任何时候，是否有过"惊恐发作"，就是说突然感到极度害怕或焦虑，或者<u>突然出现许多躯体症状</u>？** *(扫描惊恐发作)*	1 F3 圈"1"	3 F3 圈"3"	S1
2. **在你一生的任何时候，是否有过非常担心或害怕的场合，例如，一个人出门、处于人群中、去商店、排队、乘坐公共汽车或火车等？** *(扫描广场恐惧症)*	1 F58 圈"1"	3 F58 圈"3"	S2
3. **在你一生的任何时候，是否曾在社交场合特别紧张或焦虑，例如，和别人对话或与不熟悉的人见面？** *(扫描社交焦虑障碍)*	1 F83 圈"1"	3 F83 圈"3"	S3
4. **在你一生的任何时候，当有别人在场时，你是否曾害怕做某些事情或做起来非常不自在，例如，说话、吃东西、写字或使用公共卫生间？** *(扫描社交焦虑障碍)*	1 F84 圈"1"	3 F84 圈"3"	S4
5. **在你一生的任何时候，是否有其他事情让你感到特别焦虑或害怕，例如，乘飞机、见到血、打针、在高处、处于封闭空间、看见某种动物或昆虫？** *(扫描特定恐惧症)*	1 F116 圈"1"	3 F116 圈"3"	S5
6. **在最近几个月内，你是否很多时候感到焦虑和担心？** *(扫描目前广泛性焦虑障碍)*	1 F141 圈"1"	3 F141 圈"3"	S6
7. **在最近6个月之前的任何时候，你是否在一段持续了至少几个月的时间里很多时候感到焦虑和担心？** *(扫描既往广泛性焦虑障碍)*	1 F166 圈"1"	3 F166 圈"3"	S7
8. **[可选障碍] 在最近6个月内，从** (6个月前) **至今，你是否特别担心与你依恋的人分开，例如，你的父母、孩子或伴侣？** *(扫描目前分离焦虑障碍)*	1 F192 圈"1"	3 F192 圈"3"	S8
9. **在你一生的任何时候，你是否曾被一些想法困扰，即使你不愿去想，但它们还是不断出现，例如，反复想到暴露于细菌或尘土，或需要所有的东西以特定的方式排列起来？** *(扫描强迫症的强迫思维)*	1 G3 圈"1"	3 G3 圈"1"	S9

问题	1	3	
10. 在你一生的任何时候，是否有一些你并不希望的画面突然出现在你的大脑里，例如，暴力或恐怖的场景，或者与性相关的事情？ *(扫描强迫症的强迫思维)*	1 G4 圈"1"	3 G4 圈"3"	S10
11. 在你一生的任何时候，你是否反复有做某些事的冲动，即使你不愿去想，但这些冲动还是不断出现，例如，去伤害一个你爱的人的冲动？ *(扫描强迫症的强迫思维)*	1 G5 圈"1"	3 G5 圈"3"	S11
12. 在你一生的任何时候，你是否控制不住地反反复复去做某件事情，例如，反复洗手、一遍遍重复地做某件事直到"感觉对了"、计数到某个具体数目或反复检查某件事直到确保自己做对了？ *(扫描强迫症的强迫行为)*	1 G11 圈"1"	3 G11 圈"3"	S12
13. [可选障碍] 在你一生的任何时候，你是否觉得很难扔掉、出售或送出东西？ *(扫描囤积障碍)*	1 G38 圈"1"	3 G38 圈"3"	S13
14. [可选障碍] 在你一生的任何时候，你是否非常担心你的外貌或者身体的一个或多个部位看起来有缺陷？ *(扫描躯体变形障碍)*	1 G61 圈"1"	3 G61 圈"3"	S14
15. [可选障碍] 在你一生的任何时候，你是否反复拔掉身体上某些部位的毛发，但并非为了美容？ *(扫描拔毛癖)*	1 G79 圈"1"	3 G79 圈"3"	S15
16. [可选障碍] 在你一生的任何时候，你是否用指甲、镊子、大头针或其他物品反复搔抓自己的皮肤？ *(扫描抓痕障碍)*	1 G98 圈"1"	3 G98 圈"3"	S16
17. [可选障碍] 在最近3个月内，缺少良好的睡眠或感觉休息不好是你一个特别关注的问题吗？ *(扫描目前失眠障碍)*	1 H4 圈"1"	3 H4 圈"3"	S17
18. [可选障碍] 在最近3个月内，从 (3个月前) 至今，你是否在好多天里，尽管每天睡了至少7个小时，仍觉得困倦？ *(扫描目前嗜睡障碍)*	1 H30 圈"1"	3 H30 圈"3"	S18
19. 在你一生的任何时候，是否有段时间，你的体重比别人认为你应该有的体重要轻很多？ *(扫描神经性厌食)*	1 I3 圈"1"	3 I3 圈"3"	S19
20. 在你一生的任何时候，你有过暴食吗，也就是，有时候你忍不住吃大量的食物或一旦开始吃就停不下来？ *(扫描神经性贪食和暴食障碍中的暴食)*	1 I19 圈"1"	3 I19 圈"3"	S20
21. [可选障碍] 在最近1个月内，从 (1个月前) 至今，你是否对食物失去兴趣或经常忘记吃东西？ *(扫描目前回避性/限制性摄食障碍)*	1 I66 圈"1"	3 I66 圈"3"	S21

22. [可选障碍] **在最近1个月内，从** (1个月前) **至今，你是否因为食物的样子或口感而避免吃很多不同的食物？** *(扫描目前回避性/限制性摄食障碍)*	1 **I67** 圈"1"	3 **I67** 圈"3"	S22
23. [可选障碍] **在最近1个月内，从** (1个月前) **至今，你是否因害怕无法吞咽或你会噎住、反胃或呕吐而回避吃很多不同的食物？** *(扫描目前回避性/限制性摄食障碍)*	1 **I68** 圈"1"	3 **I68** 圈"3"	S23
24. [可选障碍] **在最近6个月内，从** (6个月前) **至今，你有受到任何躯体症状的困扰吗？** *(扫描目前躯体症状障碍)*	1 **J4** 圈"1"	3 **J4** 圈"3"	S24
25. [可选障碍] **在最近6个月内，从** (6个月前) **至今，你是否花了很多时间去想自己得了或会得上某种严重的疾病？** *(扫描目前疾病焦虑障碍)*	1 **J19** 圈"1"	3 **J19** 圈"3"	S25
26. **在最近几年内，你是否经常容易分心或做事杂乱无章？** *(扫描目前注意缺陷/多动障碍的注意缺陷)*	1 **K3** 圈"1"	3 **K3** 圈"3"	S26
27. **在最近几年内，你是否经常很难静坐或等待轮到你？** *(扫描目前注意缺陷/多动障碍的多动/冲动)*	1 **K4** 圈"1"	3 **K4** 圈"3"	S27
28. [可选障碍] **在最近12个月内，从** (1年前) **至今，你是否经常控制不了脾气，最后导致你大喊大叫或与别人争吵？** *(扫描目前间歇性爆发性障碍)*	1 **K37** 圈"1"	3 **K37** 圈"3"	S28
29. [可选障碍] **在最近12个月内，从** (1年前) **至今，你是否发脾气以致你推、打、踢或将东西扔向别人或动物，或者损坏了别人的财产？** *(扫描目前间歇性爆发性障碍)*	1 **K38** 圈"1"	3 **K38** 圈"3"	S29
30. [可选障碍] **在最近12个月内，从** (1年前) **至今，你是否经常赌博或买彩票？** *(扫描目前赌博障碍)*	1 **K55** 圈"1"	3 **K55** 圈"3"	S30

简易智力状态检查量表（MMSE）

若检查者决定不进行MMSE评估，跳至记录单第18页 [A1]

从儿童期开始，您/他的学习、工作和社会交往能力是否一直比同龄人差？ *(否圈 1；是圈 3)*	1　3	M1
从儿童期开始，您/他的智能或思考问题的能力是一直比同龄人低？ *(否圈 1；是圈 3)*	1　3	M2
您/他是否有过记忆明显减退，表现为学习新东西或回忆以前知道的东西的能力比原来差？ *(否圈 1；是圈 3)*	1　3	M3
[检查者评估] 在询问概况过程中是否发现调查对象智能或记忆有问题，或本人、他人主诉这方面的问题？ *(否圈 1；是圈 3)*	1　3	M4

如条目M1—M4均圈"1"，跳至记录单第18页 [A1]

定向力 (每个条目 0—5分)： ① **现在是哪年？哪个季节？哪月？几号？星期几？**	——	M5
② **我们在哪个国家？哪个省/直辖市？哪个市/县？哪个城区/乡镇/医院？哪个街道/村/病区？**	——	M6
记忆 (0—3分)： **我要给您说三个词，说完之后你重复一遍，你清楚了吗？——书，绿色，理由。** (只允许说一遍，每秒说一个词；对 1 个给 1 分；调查对象说完后说："**书就是我们平时读的书，绿色就是叶子的那个绿色，理由就是我们做什么都需要一个理由。请你记住这三个词，稍后我会让你重复。**")	——	M7
注意和计算 (每个条目 0分 或 2分) 每个命令只能说一遍，错一个数字而不能主动纠正就算没通过给0分，如通过就给2分。		
① **现在你来算个数：20减3是多少？再减3是多少？再减3是多少？**	——	M8
② **100减7是多少？再减7是多少？再减7是多少？**	——	M9
③ **您顺数一个号码，如顺数123，您说"123"。你清楚了吗？** **请您顺数25941 (每秒钟说一个数字)。**	——	M10
④ **请您倒数一个号码，如倒数123，您说"321"。你清楚了吗？** **请您倒数3817 (每秒钟说一个数字)。**	——	M11
判别能力 (每个条目 0—3分) ① **请您说出苹果和桔子的三个相同点，三个一样的地方。**	——	M12
② **请您说出椅子和桌子的三个不同点，三个不一样的地方。**	——	M13
复述 (0—3分)： **请重复刚才要求你记住的三个词。**	——	M14

语言：

① **请您说出这些东西的名称**。(拿出一支铅笔和一块手表) *(0—2分)* ———— M15

② **请您重复一个成语："早起三光，晚起三慌"**。(只能说一次) *(0—1分)* ———— M16

③ **首先，请您注意听，然后按我说的做** *(0—3分)* ———— M17

(a) 用您的右手拿这张纸，(b) 把它对折，(c) 然后放到桌(凳)上。

(每个命令只说一遍，等待调查对象执行后，再说下一个命令。正确完成一个命令给"1"分)

④ 给调查对象看第17页，说："**请您朗读这句话**"(手指第一个命令) *(0—3, 9分)* ———— M18

如未正确朗读填"9"分；

如朗读正确，给调查对象一支笔说："**请照着纸上所写的三个命令按顺序去做**"

[闭上眼睛三次给1分；写出的句子有主语、谓语给1分；画出两个五边形，交叉处形成一个小四边形给1分；填写三项的总分。]

MMSE总分：(条目M5——M18得分总和，如M18填"9"，该条目不计在总分之内)	—— ——	M19

智商是否低于正常范围？ *(否圈 1；是圈 3)*   1   3   M20

[智商低于正常范围是指 (a) M18填"9"时，M19≤24分；

(b) M18未填"9"时、未上过初中且M19≤28分；或(c)上过初中且M19≤32分。]

> 跳至记录单
> 第 18 页 [A1]

在最近1个月，这些记忆和思考方面的问题对您/他如下的功能有多大影响？我们把影响的程度分为四个等级：无影响、轻度影响、中度影响、重度影响。

① 学习	————	M21
② 工作	————	M22
③ 社会交往	————	M23
④ 语言表达能力	————	M24
⑤ 自我保护	————	M25
⑥ 自我料理生活	————	M26

(0=无影响；1=轻度；2=中度；3=重度；9=不详)

条目M21—M26中是否有任何一个条目填"2"或"3"？ *(否圈 1；是圈 3)*   1   3   M27

> 跳至记录单第 18 页 [A1]

您/他小时候的学习、能力或智商比同龄孩子明显要差吗？ *(否圈 1；是圈 3)*   1   3   M28

这些记忆或思考方面问题从多大岁数连续存在至今？(如非连续存在，填"99")   ——岁   M29

在这个年龄之后，您/他的学习、能力或智商有明显的低于同龄的人，并在发生后一直持续存在至今吗？ *(否圈 1；是圈 3)*   1   3   M30

> 跳至记录单第 18 页 [A1]

这些记忆或思考方面的问题出现之前是否有如下问题 *(否圈 1；是圈 3)*：

① **严重大脑外伤**(昏迷超过15分钟并需要住院治疗)	1 3	M31
② **严重的脑炎或脑膜炎**	1 3	M32
③ **反复发作的癫痫**(羊角风)	1 3	M33
④ **帕金森病**	1 3	M34
⑤ **中枢神经系统肿瘤**	1 3	M35
⑥ **其他严重的中枢神经系统疾病**(请标明_____)	1 3	M36,M37

注：从儿童期智力一直明显低于同龄的人，应考虑"智力发育障碍"；成年后智力一直比本人之前明显降低时，应考虑"神经认知障碍"。

(1)闭上您的眼睛三次。

(2)写一句完整的有意义的句子：

_____

(3)请您照下边的图重画一个。

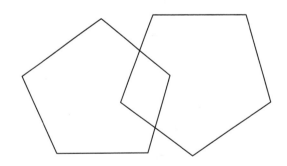

诊断标准评估结果

A.心境发作

目前重性抑郁发作

A1	? 1 2 3	A29 (1—3)__
A2	? 1 2 3	A30 1 3

A1   ? 1 2 3
A2   ? 1 2 3
A3   ? 1 2 3
A4   1   3
A5   1   3
A6   ? 1 2 3
A7   1   3
A8   1   3
A9   ? 1 2 3
A10   1   3
A11   1   3
A12   ? 1 2 3
A13   ? 1 2 3
A14   1   3
A15   1   3
A16   ? 1 2 3
A17   ? 1 2 3
A18   1   3
A19   1   3
A20   1   3
A21   1   3
A22   1   3
A23   ? 1   3
A24   ? 1   3
A25 _____
_____
A26   (1—3)__
A27   ? 1   3
A28 _____
_____

A29   (1—3)__
A30   1   3
A31 __ __ __ __ 年
A32   __ __ 月
A33   __ __ 次
A34   ? 1 2 3
A35   ? 1 2 3
A36   ? 1 2 3
A37   ? 1 2 3
A38   ? 1 2 3
A39   1   3
A40   (1—4)__
A41   1   3
A42   (1,2)__
A43   ? 1 2 3
A44   ? 1 2 3
A45   ? 1 2 3
A46   ? 1 2 3
A47   ? 1 2 3
A48   ? 1 2 3
A49   ? 1 2 3
A50   1   3
A51   ? 1 2 3
A52   ? 1   3
A53   ? 1 2 3
A54 _____
_____
_____
A55   ? 1 2 3
A56 _____
_____
_____

A57   ? 1 2 3
A58 _____
_____
_____
_____
A59   ? 1 2 3
A60 _____
_____
_____
A61   ? 1 2 3
A62 _____
_____
_____
A63   ? 1 2 3
A64 _____
_____
_____
A65   ? 1 2 3
A66 _____
_____
_____
A67   ? 1 2 3
A68 _____
_____
_____
A69   ? 1 2 3
A70 _____
_____
_____
A71   ? 1 2 3
A72 _____

A73   ? 1 2 3
A74 _____
_____
_____
A75   ? 1 2 3
A76 _____
_____
_____
A77   1   3
A78   ? 1 2 3
A79   ? 1 2 3
A80   ? 1 2 3
A81 _____
_____
A82   ? 1 2 3
A83   ? 1 2 3
A84   ? 1 2 3
A85   ? 1 2 3
A86   ? 1 2 3
A87   1   3
A88   1   3
A89   ? 1   3
A90   ? 1 2 3
A91   ? 1 2 3
A92   ? 1 2 3
A93   ? 1 2 3
A94   1   3
A95   1   3

既往重性抑郁发作

A96	?	1	2	3
A97	?	1	2	3
A98	?	1	2	3
A99		1		3
A100		1		3
A101	?	1	2	3
A102		1		3
A103		1		3
A104	?	1	2	3
A105		1		3
A106		1		3
A107	?	1	2	3
A108	?	1	2	3
A109		1		3
A110		1		3
A111	?	1	2	3
A112	?	1	2	3
A113		1		3
A114		1		3
A115		1		3
A116		1		3
A117		1		3
A118		1		3
A119	?	1	2	3
A120		1		3
A121	?	1		3

A122 _____

_____

A123   (1—3)__
A124   (1,3)__
A125 ? 1   3
A126 _____

_____

A127   (1—3)__
A128   (1,3)__
A129   1   3
A130   1   3
A131 __ __ __ __ 年
A132   __ __ 月
A133   __ __ 次

目前躁狂发作

A134	?	1	2	3
A135		1		3
A136		1		3
A137	?	1	2	3
A138	?	1	2	3
A139	?	1	2	3
A140	?	1	2	3
A141	?	1	2	3
A142	?	1	2	3
A143	?	1	2	3
A144		1		3
A145		1		3
A146	?	1	2	3
A147		1		3
A148	?	1		3

A149 _____

_____

_____

A150		1	3
A151	?	1	3

A152 _____

_____

_____

A153   (1—3)__

A154	?	1	2	3

A155 _____

_____

_____

A156   (1—3)__

A157		1	3

A158 __ __ __ __ 年
A159   __ __ 月
A160   __ __ 次

A161	?	1	2	3
A162	?	1	2	3
A163	?	1	2	3
A164	?	1	2	3
A165	?	1	2	3
A166		1		3
A167		(1—4)__		
A168		1		3
A169		(1,2)__		
A170	?	1	2	3
A171	?	1	2	3
A172	?	1	2	3
A173	?	1	2	3
A174	?	1	2	3
A175	?	1	2	3
A176		1		3
A177	?	1	2	3
A178	?	1		3
A179	?	1	2	3

A180 _____

_____

_____

A181	?	1	2	3

A182 _____

_____

_____

A183	?	1	2	3

A184 _____

A185	?	1	2	3

A186 _____

_____

A187	?	1	2	3

A188 _____

_____

A189	?	1	2	3

A190 _____

_____

A191	?	1	2	3

A192 _____

_____

A193	?	1	2	3

A194 _____

_____

A195	?	1	2	3

A196 _____

A. 心境发作

目前躁狂发作（续）

A197 ? 1 2 3
A198 _____
_____

A199 ? 1 2 3
A200 _____
_____

A201 ? 1 2 3
A202 _____
_____

A203　　1　　3

目前轻躁狂发作

A204　　1　　3
A205 ? 1 2 3
A206　　1　　3
A207　　1　　3
A208 ? 1 2 3
A209 ? 1 2 3
A210 ? 1 2 3
A211 ? 1 2 3
A212 ? 1 2 3
A213 ? 1 2 3
A214　　1　　3
A215　　1　　3
A216 ? 1 2 3
A217　　1　　3
A218 ? 1 2 3
A219 ? 1 2 3
A220 ? 1 2 3
A221　　(1,2)___
A222　　1　　3

A223 ? 1 　 3
A224 _____
_____
_____

A225　　(1—3)___
A226 ? 1 　 3
A227 _____
_____
_____

A228　　(1—3)___
A229　　1　　3
A230 __ __ __ __ 年
A231　　 __ __ 月
A232　　 __ __ 次

A233 ? 1 2 3
A234 ? 1 2 3
A235 ? 1 2 3
A236 ? 1 2 3
A237 ? 1 2 3
A238　　1　　3
A239　　(1—4)___
A240　　1　　3
A241　　(1,2)___
A242 ? 1 2 3
A243 ? 1 2 3
A244 ? 1 2 3
A245 ? 1 2 3
A246 ? 1 2 3
A247 ? 1 2 3
A248　　1　　3
A249 ? 1 2 3
A250 ? 1 　 3

既往躁狂发作

A251 ? 1 2 3
A252　　1　　3
A253　　1　　3
A254 ? 1 2 3
A255 ? 1 2 3
A256 ? 1 2 3
A257 ? 1 2 3
A258 ? 1 2 3
A259 ? 1 2 3
A260 ? 1 2 3
A261　　1　　3
A262　　1　　3
A263 ? 1 2 3
A264　　1　　3
A265　　1　　3
A266 ? 1 　 3
A267 _____
_____
_____

A268　　1　　3
A269　　1　　3
A270 ? 1 　 3
A271 _____
_____
_____

A272　　(1—3)___
A273　　(1,3)___
A274 ? 1 　 3
A275 _____
_____
_____

A276　　(1—3)___
A277　　(1,3)___
A278　　1　　3
A279　　1　　3

A280 __ __ __ __ 年
A281　　 __ __ 月
A282　　 __ __ 次

既往轻躁狂发作

A283 ? 1 2 3
A284　　1　　3
A285　　1　　3
A286 ? 1 2 3
A287 ? 1 2 3
A288 ? 1 2 3
A289 ? 1 2 3
A290 ? 1 2 3
A291 ? 1 2 3
A292　　1　　3
A293　　1　　3
A294 ? 1 2 3
A295　　1　　3
A296　　1　　3
A297 ? 1 2 3
A298 _____
_____

A299　　1　　3
A300 ? 1 2 3
A301 _____
_____

A302　　1　　3
A303 ? 1 2 3
A304　　(1,2)___
A305　　1　　3

既往轻躁狂发作（续）

A306 ? 1 3

A307 _____

_____

_____

A308 (1—3)___

A309 (1,3)___

A310 ? 1 3

A311 _____

_____

A312 (1—3)___

A313 (1,3)___

A314 1 3

A315 1 3

A316 __ __ __ __ 年

A317 __ __ 月

A318 __ __ 次

目前环性心境障碍

A319 1 3

A320 1 3

A321 1 3

A322 1 3

A323 ? 1 3

A324 ? 1 3

A325 _____

_____

_____

A326 (1—3)___

A327 ? 1 3

A328 _____

_____

_____

A329 (1—3)___

A330 1 3

A331 __ __ __ __ 年

A332 __ __ 月

A333 ? 1 2 3

A334 ? 1 2 3

A335 ? 1 2 3

A336 ? 1 2 3

A337 ? 1 2 3

A338 1 3

A339 (1—4)___

目前持续性抑郁障碍

A340 1 3

A341 ? 1 2 3

A342 ? 1 2 3

A343 ? 1 2 3

A344 ? 1 2 3

A345 ? 1 2 3

A346 ? 1 2 3

A347 ? 1 2 3

A348 1 3

A349 1 3

A350 1 3

A351 ? 1 3

A352 1 3

A353 ? 1 3

A354 _____

_____

_____

A355 (1—3)___

A356 ? 1 3

A357 _____

_____

_____

A358 (1—3)___

A359 1 3

A360 __ __ __ __ 年

A361 __ __ 月

A362 (1—4)___

A363 1 3

A364 __ __ 次

A365 __ __ 岁

A366 ? 1 2 3

A367 ? 1 2 3

A368 ? 1 2 3

A369 ? 1 2 3

A370 ? 1 2 3

A371 1 3

A372 (1—4)___

A373 ? 1 3

A374 ? 1 2 3

A375 ? 1 2 3

A376 ? 1 2 3

A377 ? 1 2 3

A378 1 3

既往持续性抑郁障碍

A379 ? 1 2 3

A380 ? 1 2 3

A381 ? 1 2 3

A382 ? 1 2 3

A383 ? 1 2 3

A384 ? 1 2 3

A385 ? 1 2 3

A386 1 3

A387 1 3

A388 1 3

A389 ? 1 3

A390 1 3

A391 ? 1 3

A392 _____

_____

_____

A393 (1—3)___

A394 (1,3)___

A395 ? 1 3

A396 _____

_____

_____

A397 (1—3)___

A398 (1,3)___

A399 1 3

A400 __ __ 次

A401 __ __ 岁

A.心境发作

经前期烦躁障碍

A402		1		3
A403	?	1	2	3
A404	?	1	2	3
A405	?	1	2	3
A406	?	1	2	3
A407	?	1	2	3
A408		1		3
A409	?	1	2	3
A410	?	1	2	3
A411	?	1	2	3
A412	?	1	2	3
A413	?	1	2	3
A414	?	1	2	3
A415	?	1	2	3
A416		1		3
A417		1		3
A418	?	1	2	3
A419	?	1	2	3
A420	?	1	2	3
A421		1		3
A422	?	1		3

A423 ＿＿＿＿＿＿＿＿

＿＿＿＿＿＿＿＿＿＿

A424　(1—3)＿＿

A425 ?　1　　3

A426 ＿＿＿＿＿＿＿

＿＿＿＿＿＿＿＿＿＿

A427　(1—3)＿＿

A428　1　　3

A429　(1,2)＿＿

A430 ＿ ＿ ＿ ＿ 年

A431 　　＿ ＿ 月

B/C. 精神病扫描

妄想

BC1	?	1	2	3
BC2		1		3

BC3 ＿＿＿＿＿＿＿

＿＿＿＿＿＿＿＿＿

BC4	?	1	2	3
BC5		1		3
BC6				

＿＿＿＿＿＿＿＿＿

＿＿＿＿＿＿＿＿＿

BC7	?	1	2	3
BC8		1		3

BC9 ＿＿＿＿＿＿＿

＿＿＿＿＿＿＿＿＿

BC10	?	1	2	3
BC11		1		3

BC12 ＿＿＿＿＿＿

＿＿＿＿＿＿＿＿＿

BC13	?	1	2	3
BC14		1		3
BC15				

＿＿＿＿＿＿＿＿＿

BC16	?	1	2	3
BC17		1		3

BC18 ＿＿＿＿＿＿

＿＿＿＿＿＿＿＿＿

BC19	?	1	2	3
BC20		1		3

BC21 ＿＿＿＿＿＿

＿＿＿＿＿＿＿＿＿

BC22	?	1	2	3
BC23		1		3

BC24 ＿＿＿＿＿＿

＿＿＿＿＿＿＿＿＿

BC25	?	1	2	3
BC26		1		3

BC27 ＿＿＿＿＿＿

＿＿＿＿＿＿＿＿＿

BC28	?	1	2	3
BC29		1		3

BC30 ＿＿＿＿＿＿

＿＿＿＿＿＿＿＿＿

BC31	?	1	2	3
BC32		1		3

BC33 ＿＿＿＿＿＿

＿＿＿＿＿＿＿＿＿

BC34	?	1	2	3
BC35		1		3

BC36 ＿＿＿＿＿＿

＿＿＿＿＿＿＿＿＿

BC37	?	1	2	3
BC38		1		3

BC39 ＿＿＿＿＿＿

＿＿＿＿＿＿＿＿＿

幻觉

BC40	?	1	2	3
BC41		1		3
BC42				

＿＿＿＿＿＿＿＿＿

BC43	?	1	2	3
BC44		1		3
BC45				

＿＿＿＿＿＿＿＿＿

BC46	?	1	2	3
BC47		1		3

BC48 ＿＿＿＿＿＿

＿＿＿＿＿＿＿＿＿

BC49	?	1	2	3
BC50		1		3
BC51				

＿＿＿＿＿＿＿＿＿

BC52	?	1	2	3
BC53		1		3

BC54 ＿＿＿＿＿＿

＿＿＿＿＿＿＿＿＿

BC55	?	1	2	3
BC56		1		3

BC57 ＿＿＿＿＿＿

＿＿＿＿＿＿＿＿＿

BC58		1		3
BC59	?	1		3

BC60 ＿＿＿＿＿＿

＿＿＿＿＿＿＿＿＿

B.精神病性及相关症状

妄想

B1　? 1 2 3

B2　＿＿＿＿＿＿＿

＿＿＿＿＿＿＿＿＿

B3　? 1 2 3

B4　＿＿＿＿＿＿＿

＿＿＿＿＿＿＿＿＿

B5　? 1 2 3

B6　＿＿＿＿＿＿＿

＿＿＿＿＿＿＿＿＿

B7　? 1 2 3

B8　＿＿＿＿＿＿＿

＿＿＿＿＿＿＿＿＿

B9　? 1 2 3

B10　＿＿＿＿＿＿

＿＿＿＿＿＿＿＿＿

B11　? 1 2 3

B12　＿＿＿＿＿＿

＿＿＿＿＿＿＿＿＿

B13　? 1 2 3

B14　＿＿＿＿＿＿

＿＿＿＿＿＿＿＿＿

B15　? 1 2 3

B16　＿＿＿＿＿＿

B17　? 1 2 3

B18　＿＿＿＿＿＿

＿＿＿＿＿＿＿＿＿

B19　? 1 2 3

B20　＿＿＿＿＿＿

＿＿＿＿＿＿＿＿＿

B21　? 1 2 3

B22　＿＿＿＿＿＿

＿＿＿＿＿＿＿＿＿

B23　? 1 2 3

B24　＿＿＿＿＿＿

＿＿＿＿＿＿＿＿＿

B25　? 1 2 3

B26　＿＿＿＿＿＿

＿＿＿＿＿＿＿＿＿

B27　? 1 2 3

B28　＿＿＿＿＿＿

＿＿＿＿＿＿＿＿＿

B29　(0—4)＿＿

幻觉

B30　? 1 2 3

B31　＿＿＿＿＿＿

B32　? 1 2 3

B33　＿＿＿＿＿＿

＿＿＿＿＿＿＿＿＿

B34　? 1 2 3

B35　＿＿＿＿＿＿

＿＿＿＿＿＿＿＿＿

B36　? 1 2 3

B37　＿＿＿＿＿＿

＿＿＿＿＿＿＿＿＿

B38　? 1 2 3

B39　＿＿＿＿＿＿

＿＿＿＿＿＿＿＿＿

B40　? 1 2 3

B41　＿＿＿＿＿＿

＿＿＿＿＿＿＿＿＿

B42　(0—4)＿＿

精神病性相关症状

B43　1　　　3

B44　? 1 2 3

B45　＿＿＿＿＿＿

＿＿＿＿＿＿＿＿＿

B46　(0—4)＿＿

B47　? 1 2 3

B48　＿＿＿＿＿＿

B49　? 1 2 3

B50　＿＿＿＿＿＿

＿＿＿＿＿＿＿＿＿

B51　? 1 2 3

B52　＿＿＿＿＿＿

＿＿＿＿＿＿＿＿＿

B53　? 1 2 3

B54　＿＿＿＿＿＿

＿＿＿＿＿＿＿＿＿

B55　? 1 2 3

B56　＿＿＿＿＿＿

＿＿＿＿＿＿＿＿＿

B57　? 1 2 3

B58　＿＿＿＿＿＿

＿＿＿＿＿＿＿＿＿

B59　? 1 2 3

B60　＿＿＿＿＿＿

＿＿＿＿＿＿＿＿＿

B61　? 1 2 3

B62　＿＿＿＿＿＿

＿＿＿＿＿＿＿＿＿

B63　? 1 2 3

B64　＿＿＿＿＿＿

＿＿＿＿＿＿＿＿＿

B.精神病性及相关症状

精神病性相关症状（续）

B65　?　1　2　3

B66　_____

_____

_____

B67　?　1　2　3

B68　_____

_____

B69　?　1　2　3

B70　_____

_____

B71　?　1　2　3

B72　_____

_____

B73　(0—4)___

阴性症状

B74　?　1　2　3

B75　　1　　3

B76　_____

_____

_____

B77　?　1　2　3

B78　　1　　3

B79　_____

_____

B80　(0—4)___

精神病性症状时序

B81　_____

_____

B82　_____

_____

B83　_ _ _ _ 年
B84　　_ _ 月
B85　_ _ _ _ 年
B86　　_ _ 月
B87　(1,3)___

B88　_____

B89　_____

_____

B90　_ _ _ _ 年
B91　　_ _ 月
B92　_ _ _ _ 年
B93　　_ _ 月
B94　(1,3)___

B95　_____

_____

B96　_____

_____

B97　_ _ _ _ 年
B98　　_ _ 月
B99　_ _ _ _ 年
B100　_ _ 月
B101　(1,3)___

B102　_____

_____

B103　_____

_____

B104　_ _ _ _ 年
B105　　_ _ 月
B106　_ _ _ _ 年
B107　　_ _ 月
B108　(1,3)___

B109　_____

B110　_____

_____

B111　_ _ _ _ 年
B112　　_ _ 月
B113　_ _ _ _ 年
B114　　_ _ 月
B115　(1,3)___

C.精神病性障碍鉴别诊断

C1　　　1　　3

C2　?　1　　3

C3　?　1　　3

精神分裂症

C4　?　1　　3

C5　?　1　　3

C6　?　1　　3

C7　?　1　　3

C8　?　1　　3

C9　?　1　　3

C10　_____

_____

C11　(1,2)___

C12　?　1　　3

C13　_____

_____

C14　(1—3)___

C15　　1　　3

C16　　1　　3

C17　　1　　3

精神分裂样障碍

C18　　　　3

C19　　1　　3

C20　　　　3

C21　?　1　　3

C22　_____

_____

_____

C23　(1,2)___

精神分裂样障碍（续）

C24   ? 1   3

C25 _____

_____

_____

C26   (1—3)___

C27   1   3

C28   (1,2)___

C29 ? 1   3

C30 ? 1   3

C31 ? 1   3

C32 ? 1   3

C33   (1,2)___

C34   1   3

分裂情感性障碍

C35 ? 1   3

C36 ? 1   3

C37 ? 1   3

C38 ? 1   3

C39 _____

_____

_____

C40   (1,2)___

C41 ? 1   3

C42 _____

_____

_____

C43   (1—3)___

C44   1   3

C45   (1,2)___

C46   1   3

妄想障碍

C47   1   3

C48 ? 1   3

C49 ? 1   3

C50 ? 1   3

C51 ? 1   3

C52   1   3

C53 ? 1   3

C54 _____

_____

_____

C55   (1,2)___

C56 ? 1   3

C57 _____

_____

_____

C58   (1—3)___

C59   1   3

C60   (1—7)___

C61   1   3

短暂精神病性障碍

C62 ? 1   3

C63 ? 1   3

C64 ? 1   3

C65 ? 1   3

C66 _____

_____

_____

C67   (1,2)___

C68 ? 1   3

C69 _____

_____

_____

C70   (1—3)___

C71   1   3

C72   (1,2)___

C73   1   3

C74   1   3

其他精神病性障碍

C75   1   3

C76   1   3

C77 ? 1   3

C78 _____

_____

_____

C79   (1,2)___

C80 ? 1   3

C81 _____

_____

_____

C82   (1—3)___

C83   (1—9)___

C84 _____

_____

_____

精神病性障碍时序

C85   1   3

C86   1   3

C87   1   3

C88 __ __ __ 月

C89   __ __ 岁

C90   __ __ 次

C91   1   3

C92   __ __ 岁

C93   1   3

C94   (1—8)___

C95   1   3

C96   1   3

C97   1   3

C98   1   3

C99 __ __ __ 月

C100   __ __ 岁

C101   1   3

C102   __ __ 岁

C103   1   3

D.心境障碍的鉴别诊断

D1 1 3	**D25** ? 1 3	**D49** ? 1 3	**重性抑郁障碍时序**
双相Ⅰ型障碍	**D26** _____	**D50** _____	**D70** __ __ 岁
D2 1 3	_____	_____	**D71** 1 3
D3 1 3	_____	_____	**D72** __ __ __ 月
D4 (1—4)___	**D27** (1—3)___	**D51** (1—3)___	**D73** (1,2)___
	D28 (1,3)___	**D52** (1,3)___	
双相Ⅱ型障碍	**D29** 1 3	**D53** 1 3	**重性抑郁障碍严重程度**
D5 1 3	**D30** (1—8)___	**D54** (1—6)___	
D6 1 3	**D31** _____	**D55** _____	**D74** (1—3)___
D7 ? 1 2 3	_____	_____	**D75** 1 3
D8 1 3	_____	_____	**D76** (1,2)___
D9 (1,2)___			**D77** 1 3
	重性抑郁障碍	**双相障碍时序**	**D78** 1 3
快速循环	**D32** 1 3	**D56** __ __ 岁	
D10 1 3	**D33** 1 3	**D57** 1 3	
	D34 1 3	**D58** __ __ __ 月	
季节性模式	**D35** (1,2)___	**D59** (1,2)___	
D11 1 3	**D36** 1 3		
D12 1 3	**D37** 1 3	**双相障碍严重程度**	
D13 1 3	**D38** __ __ 月份	**D60** (1—3)___	
D14 __ __ 月份	**D39** 1 3	**D61** 1 3	
D15 1 3	**D40** __ __ 月份	**D62** (1,2)___	
D16 __ __ 月份	**D41** 1 3	**D63** 1 3	
D17 1 3	**D42** 1 3	**D64** (1—3)___	
D18 1 3		**D65** 1 3	
	其他抑郁障碍	**D66** (1,2)___	
其他双相障碍	**D43** 1 3	**D67** 1 3	
D19 1 3	**D44** 1 3	**D68** 1 3	
D20 1 3	**D45** ? 1 3	**D69** 1 3	
D21 ? 1 3	**D46** _____		
D22 _____	_____		
_____	_____		
_____	**D47** (1—3)___		
D23 (1—3)___	**D48** (1,3)___		
D24 (1,3)___			

E.物质使用障碍

最近 12 个月酒精使用障碍

E1	1	3
E2	1	3
E3	? 1 2 3
E4	? 1 2 3
E5	? 1 2 3
E6	? 1 2 3
E7	? 1 2 3
E8	? 1 2 3
E9	? 1 2 3
E10	? 1 2 3
E11	? 1 2 3

E12 ? 1 2 3
E13 ? 1 2 3
E14 1 3
E15 (1—3)___

最近 12 个月酒精使用障碍时序

E16 1 3
E17 ＿ ＿ 月
E18 1 3
E19 ＿ ＿ 岁
E20 1 3

最近 12 个月之前酒精使用障碍

E21 1 3
E22 ＿ ＿ ＿ ＿ 年
E23 ＿ ＿ 月
E24 ? 1 2 3
E25 ? 1 2 3
E26 ? 1 2 3
E27 ? 1 2 3
E28 ? 1 2 3
E29 ? 1 2 3
E30 ? 1 2 3
E31 ? 1 2 3

E32 ? 1 2 3
E33 ? 1 2 3
E34 ? 1 2 3
E35 1 3
E36 (1—3)___

最近 12 个月之前酒精使用障碍时序

E37 1 3
E38 (0,2)___
E39 ＿ ＿ 岁

最近 12 个月非酒精物质使用障碍

E40	1	3		E41	1	3	

注：将概述第 10—11 页最右列 "最近 1 年" 的评估结果（**R193, R197,...,R221** 的 "1" 或 "3"）转抄至 **E42—E49** 项，然后针对 **E42—E49** 项中所有编码为 "3" 的物质类别询问下列物质使用障碍症状。

E42 [R193] 镇静剂/催眠药/抗焦虑药	E43 [R197] 大麻	E44 [R201] 兴奋剂	E45 [R205] 阿片类物质	E46 [R209] 苯环利定	E47 [R213] 其他致幻剂	E48 [R217] 吸入剂	E49 [R221] 其他/未知物质
E50 ? 1 2 3	E51 ? 1 2 3	E52 ? 1 2 3	E53 ? 1 2 3	E54 ? 1 2 3	E55 ? 1 2 3	E56 ? 1 2 3	E57 ? 1 2 3
E58 ? 1 2 3	E59 ? 1 2 3	E60 ? 1 2 3	E61 ? 1 2 3	E62 ? 1 2 3	E63 ? 1 2 3	E64 ? 1 2 3	E65 ? 1 2 3
E66 ? 1 2 3	E67 ? 1 2 3	E68 ? 1 2 3	E69 ? 1 2 3	E70 ? 1 2 3	E71 ? 1 2 3	E72 ? 1 2 3	E73 ? 1 2 3
E74 ? 1 2 3	E75 ? 1 2 3	E76 ? 1 2 3	E77 ? 1 2 3	E78 ? 1 2 3	E79 ? 1 2 3	E80 ? 1 2 3	E81 ? 1 2 3
E82 ? 1 2 3	E83 ? 1 2 3	E84 ? 1 2 3	E85 ? 1 2 3	E86 ? 1 2 3	E87 ? 1 2 3	E88 ? 1 2 3	E89 ? 1 2 3
E90 ? 1 2 3	E91 ? 1 2 3	E92 ? 1 2 3	E93 ? 1 2 3	E94 ? 1 2 3	E95 ? 1 2 3	E96 ? 1 2 3	E97 ? 1 2 3
E98 ? 1 2 3	E99 ? 1 2 3	E100 ? 1 2 3	E101 ? 1 2 3	E102 ? 1 2 3	E103 ? 1 2 3	E104 ? 1 2 3	E105 ? 1 2 3
E106 ? 1 2 3	E107 ? 1 2 3	E108 ? 1 2 3	E109 ? 1 2 3	E110 ? 1 2 3	E111 ? 1 2 3	E112 ? 1 2 3	E113 ? 1 2 3

镇静剂/催眠药/抗焦虑药	大麻	兴奋剂	阿片类物质	苯环利定	其他致幻剂	吸入剂	其他/未知物质
E114 ? 1 2 3	**E115** ? 1 2 3	**E116** ? 1 2 3	**E117** ? 1 2 3	**E118** ? 1 2 3	**E119** ? 1 2 3	**E120** ? 1 2 3	**E121** ? 1 2 3
E122 ? 1 2 3	**E123** ? 1 2 3	**E124** ? 1 2 3	**E125** ? 1 2 3	**E126** ? 1 2 3	**E127** ? 1 2 3	**E128** ? 1 2 3	**E129** ? 1 2 3
E130 ? 1 2 3	**E131** ? 1 2 3	**E132** ? 1 2 3	**E133** ? 1 2 3	— —	— —	— —	**E134** ? 1 2 3
E135 1 3	**E136** 1 3	**E137** 1 3	**E138** 1 3	**E139** 1 3	**E140** 1 3	**E141** 1 3	**E142** 1 3
E143 (1—3) ___	**E144** (1—3) ___	**E145** (1—3) ___	**E146** (1—3) ___	**E147** (1—3) ___	**E148** (1—3) ___	**E149** (1—3) ___	**E150** (1—3) ___
E151 __ __岁	**E152** __ __岁	**E153** __ __岁	**E154** __ __岁	**E155** __ __岁	**E156** __ __岁	**E157** __ __岁	**E158** __ __岁
— —	— —	— —	**E159** 1 3	— —	— —	— —	— —
E160 1 3	**E161** 1 3	**E162** 1 3	**E163** 1 3	**E164** 1 3	**E165** 1 3	**E166** 1 3	**E167** 1 3
E168 1 3	**E169** 1 3	**E170** 1 3	**E171** 1 3	**E172** 1 3	**E173** 1 3	**E174** 1 3	**E175** 1 3
E176 __ __月	**E177** __ __月	**E178** __ __月	**E179** __ __月	**E180** __ __月	**E181** __ __月	**E182** __ __月	**E183** __ __月
E184 _____	**E185** _____	**E186** _____	**E187** _____	**E188** _____	**E189** _____	**E190** _____	**E191** _____

最近 12 个月之前非酒精物质使用障碍

首先确定 "A" 或 "B" 中的物质类别作为该部分评估的目标: (A) 所有终身扫描阳性的物质类别 (即在第10—11页 R192, R196, …, R220 编码为 "3") 或者 (B) 所有终身扫描阳性但**不符合**最近 12 个月非酒精物质使用障碍标准的物质类别 (即 **E135—E142** 未编码为 "3")。然后, 将那些需要评估的物质类别在 **E192—E199** 项编码为 "3", 余下物质类别编码为 "1"。最后针对所有 **E192—E199** 项编码为 "3" 的物质类别询问下列物质使用障碍症状。

E192 [R192] [E135]	**E193** [R196] [E136]	**E194** [R200] [E137]	**E195** [R204] [E138]	**E196** [R208] [E139]	**E197** [R212] [E140]	**E198** [R216] [E141]	**E199** [R220] [E142]
镇静剂/催眠药/抗焦虑药	大麻	兴奋剂	阿片类物质	苯环利定	其他致幻剂	吸入剂	其他/未知物质
E200/E201 年/月 __ __ __ __ /__ __	**E202/E203** 年/月 __ __ __ __ /__ __	**E204/E205** 年/月 __ __ __ __ /__ __	**E206/E207** 年/月 __ __ __ __ /__ __	**E208/E209** 年/月 __ __ __ __ /__ __	**E210/E211** 年/月 __ __ __ __ /__ __	**E212/E213** 年/月 __ __ __ __ /__ __	**E214/E215** 年/月 __ __ __ __ /__ __

镇静剂/催眠药/抗焦虑药	大麻	兴奋剂	阿片类物质	苯环利定	其他致幻剂	吸入剂	其他/未知物质
E216 ? 1 2 3	E217 ? 1 2 3	E218 ? 1 2 3	E219 ? 1 2 3	E220 ? 1 2 3	E221 ? 1 2 3	E222 ? 1 2 3	E223 ? 1 2 3
E224 ? 1 2 3	E225 ? 1 2 3	E226 ? 1 2 3	E227 ? 1 2 3	E228 ? 1 2 3	E229 ? 1 2 3	E230 ? 1 2 3	E231 ? 1 2 3
E232 ? 1 2 3	E233 ? 1 2 3	E234 ? 1 2 3	E235 ? 1 2 3	E236 ? 1 2 3	E237 ? 1 2 3	E238 ? 1 2 3	E239 ? 1 2 3
E240 ? 1 2 3	E241 ? 1 2 3	E242 ? 1 2 3	E243 ? 1 2 3	E244 ? 1 2 3	E245 ? 1 2 3	E246 ? 1 2 3	E247 ? 1 2 3
E248 ? 1 2 3	E249 ? 1 2 3	E250 ? 1 2 3	E251 ? 1 2 3	E252 ? 1 2 3	E253 ? 1 2 3	E254 ? 1 2 3	E255 ? 1 2 3
E256 ? 1 2 3	E257 ? 1 2 3	E258 ? 1 2 3	E259 ? 1 2 3	E260 ? 1 2 3	E261 ? 1 2 3	E262 ? 1 2 3	E263 ? 1 2 3
E264 ? 1 2 3	E265 ? 1 2 3	E266 ? 1 2 3	E267 ? 1 2 3	E268 ? 1 2 3	E269 ? 1 2 3	E270 ? 1 2 3	E271 ? 1 2 3
E272 ? 1 2 3	E273 ? 1 2 3	E274 ? 1 2 3	E275 ? 1 2 3	E276 ? 1 2 3	E277 ? 1 2 3	E278 ? 1 2 3	E279 ? 1 2 3
E280 ? 1 2 3	E281 ? 1 2 3	E282 ? 1 2 3	E283 ? 1 2 3	E284 ? 1 2 3	E285 ? 1 2 3	E286 ? 1 2 3	E287 ? 1 2 3
E288 ? 1 2 3	E289 ? 1 2 3	E290 ? 1 2 3	E291 ? 1 2 3	E292 ? 1 2 3	E293 ? 1 2 3	E294 ? 1 2 3	E295 ? 1 2 3
E296 ? 1 2 3	E297 ? 1 2 3	E298 ? 1 2 3	E299 ? 1 2 3	— —	— —	— —	E300 ? 1 2 3
E301 1　　3	E302 1　　3	E303 1　　3	E304 1　　3	E305 1　　3	E306 1　　3	E307 1　　3	E308 1　　3
E309 (1—3) ___	E310 (1—3) ___	E311 (1—3) ___	E312 (1—3) ___	E313 (1—3) ___	E314 (1—3) ___	E315 (1—3) ___	E316 (1—3) ___
E317 ____年	E318 ____年	E319 ____年	E320 ____年	E321 ____年	E322 ____年	E323 ____年	E324 ____年
E325 ___岁	E326 ___岁	E327 ___岁	E328 ___岁	E329 ___岁	E330 ___岁	E331 ___岁	E332 ___岁
— —	— —	— —	E333 1　　3	— —			
E334 1　　3	E335 1　　3	E336 1　　3	E337 1　　3	E338 1　　3	E339 1　　3	E340 1　　3	E341 1　　3
E342 (0,2) ___	E343 (0,2) ___	E344 (0,2) ___	E345 (0,2) ___	E346 (0,2) ___	E347 (0,2) ___	E348 (0,2) ___	E349 (0,2) ___
E350	E351	E352	E353	E354	E355	E356	E357
___	___	___	___	___	___	___	___

F.焦虑障碍

惊恐障碍

F1	1		3	
F2	1		3	
F3	1		3	
F4	?	1	2	3
F5	?	1	2	3
F6	?	1	2	3
F7	?	1	2	3
F8	?	1	2	3
F9	?	1	2	3
F10	?	1	2	3
F11	?	1	2	3
F12	?	1	2	3
F13	?	1	2	3
F14	?	1	2	3
F15	?	1	2	3
F16	?	1	2	3
F17	?	1	2	3
F18	1		3	
F19	1		3	
F20	?	1		3
F21	?	1	2	3
F22	?	1	2	3
F23	1		3	
F24	?	1		3

F25 ＿＿＿＿＿＿＿＿

＿＿＿＿＿＿＿＿

＿＿＿＿＿＿＿＿

F26 (1,3)＿＿＿

F27 (1,3)＿＿＿

F28 ? 1 3

F29 ＿＿＿＿＿＿＿＿

＿＿＿＿＿＿＿＿

＿＿＿＿＿＿＿＿

F30 (1—3)＿＿＿

F31	(1,3)＿＿＿		
F32	(1,3)＿＿＿		
F33	? 1		3
F34	1		3
F35	1		3

惊恐障碍时序

F36	?	1		3
F37	?	1	2	3
F38	?	1	2	3
F39	1		3	
F40	＿＿ 岁			
F41	＿＿＿ 月			
F42	＿＿ 岁			

可预期的惊恐发作

F43	1		3
F44	1		3
F45	1		3
F46	1		3
F47	1		3
F48	1		3
F49	1		3
F50	1		3
F51	1		3
F52	1		3
F53	1		3
F54	1		3
F55	1		3

广场恐惧症

F56	1		3	
F57	1		3	
F58	1		3	
F59	?	1	2	3
F60	?	1	2	3
F61	?	1	2	3
F62	?	1	2	3
F63	?	1	2	3
F64	1		3	
F65	?	1	2	3
F66	?	1	2	3
F67	?	1	2	3
F68	?	1	2	3
F69	?	1	2	3
F70	?	1	2	3
F71	?	1	2	3
F72	?	1		3
F73	1		3	

广场恐惧症时序

F74	?	1	3
F75	?	1	3
F76	?	1	3
F77	1		3
F78	＿＿ 岁		
F79	＿＿＿ 月		
F80	＿＿ 岁		

社交焦虑障碍

F81	1		3	
F82	1		3	
F83	1		3	
F84	1		3	
F85	?	1	2	3

F86	?	1	2	3
F87	?	1	2	3
F88	?	1	2	3
F89	?	1	2	3
F90	?	1	2	3
F91	?	1	2	3
F92	?	1		3

F93 ＿＿＿＿＿＿＿＿

＿＿＿＿＿＿＿＿

＿＿＿＿＿＿＿＿

F94 (1,3)＿＿＿

F95 (1,3)＿＿＿

F96 ? 1 3

F97 ＿＿＿＿＿＿＿＿

＿＿＿＿＿＿＿＿

＿＿＿＿＿＿＿＿

F98 (1—3)＿＿＿

F99 (1,3)＿＿＿

F100 (1,3)＿＿＿

F101	?	1	2	3
F102	?	1	2	3
F103	1		3	
F104	1		3	

社交焦虑障碍时序

F105	?	1	3
F106	?	1	3
F107	?	1	3
F108	1		3
F109	＿＿ 岁		
F110	1		3
F111	1		3
F112	＿＿＿ 月		
F113	＿＿ 岁		

特定恐惧症		
F114	1	3
F115	1	3
F116	1	3
F117	? 1 2	3
F118	? 1 2	3
F119	? 1 2	3
F120	? 1 2	3
F121	? 1 2	3
F122	? 1 2	3
F123	? 1	3
F124	1	3

特定恐惧症时序		
F125	? 1	3
F126	? 1	3
F127	? 1	3
F128	1	3
F129	__ __ 岁	
F130	1	3
F131	1	3
F132	1	3
F133	1	3
F134	1	3
F135	_____	
	_____	
	_____	
F136	1	3
F137	__ __ __ 月	
F138	__ __ 岁	

目前广泛性焦虑障碍		
F139	1	3
F140	1	3
F141	1	3
F142	? 1 2	3
F143	? 1 2	3
F144	? 1 2	3
F145	? 1 2	3
F146	? 1 2	3
F147	? 1 2	3
F148	? 1 2	3
F149	? 1 2	3
F150	1	3
F151	? 1 2	3
F152	? 1	3
F153	_____	
	_____	
	_____	
F154	(1,3)___	
F155	(1,3)___	
F156	? 1	3
F157	_____	
	_____	
	_____	
F158	(1,3)___	
F159	(1,3)___	
F160	? 1	3
F161	1	3
F162	__ __ 岁	
F163	1	3

既往广泛性焦虑障碍		
F164	1	3
F165	1	3
F166	1	3
F167	? 1 2	3
F168	? 1 2	3
F169	? 1 2	3
F170	? 1 2	3
F171	? 1 2	3
F172	? 1 2	3
F173	? 1 2	3
F174	? 1 2	3
F175	1	3
F176	? 1 2	3
F177	? 1	3
F178	_____	
	_____	
	_____	
F179	(1,3)___	
F180	(1,3)___	
F181	? 1	3
F182	_____	
	_____	
	_____	
F183	(1,3)___	
F184	(1,3)___	
F185	? 1	3
F186	1	3
F187	1	3
F188	__ __ 岁	

分离焦虑障碍		
F189	1	3
F190	1	3
F191	1	3
F192	1	3
F193	? 1 2	3
F194	? 1 2	3
F195	? 1 2	3
F196	? 1 2	3
F197	? 1 2	3
F198	? 1 2	3
F199	? 1 2	3
F200	? 1 2	3
F201	1	3
F202	? 1 2	3
F203	? 1 2	3
F204	? 1 2	3
F205	1	3
F206	__ __ 岁	
F207	1	3

F.焦虑障碍

其他焦虑障碍

F208	1	3
F209	1	3
F210	? 1	3
F211	_____	
	_____	
	_____	
F212	(1,3)___	
F213	(1,3)___	
F214	? 1	3
F215	_____	
	_____	
	_____	
F216	(1—3)___	
F217	(1,3)___	
F218	(1,3)___	
F219	1	3
F220	(1—5)___	
F221	_____	
	_____	
F222	1	3

G.强迫及相关障碍

强迫症

G1	1		3
G2	1		3
G3	1		3
G4	1		3
G5	1		3
G6	? 1	2	3
G7	? 1	2	3
G8	_____		
	_____		
G9	1		3
G10	1		3
G11	1		3
G12	? 1	2	3
G13	? 1	2	3
G14	_____		
	_____		
	_____		
G15	1		3
G16	? 1	2	3
G17	? 1		3
G18	_____		
	_____		
G19	(1,3)___		
G20	? 1		3
G21	_____		
	_____		
	_____		
G22	(1,3)___		
G23	(1—3)___		
G24	? 1		3
G25	1		3

强迫症时序

G26	? 1		3
G27	? 1		3
G28	1		3
G29	__ __ 岁		
G30	(1—4)___		
G31	1		3
G32	1		3
G33	__ __ __ 月		
G34	__ __ 岁		

囤积障碍

G35	1		3
G36	1		3
G37	1		3
G38	1		3
G39	? 1	2	3
G40	? 1	2	3
G41	? 1	2	3
G42	? 1	2	3
G43	? 1		3
G44	_____		
	_____		
G45	(1,3)___		
G46	? 1		3
G47	1		3

囤积障碍时序

G48	? 1		3
G49	? 1		3
G50	? 1		3
G51	1		3
G52	__ __ 岁		
G53	1		3
G54	(1—3)___		
G55	1		3
G56	__ __ 月		
G57	__ __ 岁		

躯体变形障碍

G58	1		3
G59	1		3
G60	1		3
G61	1		3
G62	? 1	2	3
G63	? 1	2	3
G64	? 1	2	3
G65	? 1		3
G66	1		3

躯体变形障碍时序

G67	? 1		3
G68	? 1		3
G69	1		3
G70	__ __ 岁		
G71	(1—3)___		
G72	1		3
G73	1		3
G74	__ __ __ 月		
G75	__ __ 岁		

H.睡眠/觉醒障碍

拔毛障碍			
G76	1		3
G77	1		3
G78	1		3
G79	1		3
G80	? 1	2	3
G81	? 1	2	3
G82	? 1	2	3
G83	? 1		3
G84	_____		
	_____		
G85	(1,3)___		
G86	? 1		3
G87	1		3

拔毛障碍时序		
G88	? 1	3
G89	? 1	3
G90	? 1	3
G91	1	3
G92	__ __ 岁	
G93	__ __ __ 月	
G94	__ __ 岁	

抓痕障碍			
G95	1		3
G96	1		3
G97	1		3
G98	1		3
G99	? 1	2	3
G100	? 1	2	3
G101	? 1	2	3
G102	? 1		3
G103	_____		
	_____		
G104	(1,3)___		
G105	? 1		3
G106	_____		
	_____		
G107	(1,3)___		
G108	(1—3)___		
G109	? 1		3
G110	1		3

抓痕障碍时序		
G111	? 1	3
G112	? 1	3
G113	? 1	3
G114	1	3
G115	__ __ 岁	
G116	__ __ __ 月	
G117	__ __ 岁	

其他强迫及相关障碍		
G118	1	3
G119	1	3
G120	? 1	3
G121	_____	
	_____	
	_____	
G122	(1,3)___	
G123	(1—5)___	
G124	? 1	3
G125	_____	
	_____	
G126	(1,3)___	
G127	(1—5)___	
G128	(1—3)___	
G129	1	3
G130	(1—7)___	
G131	_____	
	_____	

失眠障碍			
H1	1		3
H2	1		3
H3	1		3
H4	1		3
H5	? 1	2	3
H6	? 1	2	3
H7	? 1	2	3
H8	1		3
H9	? 1	2	3
H10	? 1	2	3
H11	? 1	2	3
H12	? 1		3
H13	_____		
	_____		
H14	(1—3)___		
H15	(1—3)___		
H16	? 1		3
H17	? 1		3
H18	1		3
H19	(1,2)___		
H20	1		3
H21	_____		
	_____		
H22	1		3
H23	_____		
	_____		
H24	1		3
H25	_____		
	_____		
H26	1		3

H.睡眠/觉醒障碍

嗜睡障碍

H27		1	3
H28		1	3
H29		1	3
H30		1	3
H31	?	1 2	3
H32	?	1 2	3
H33	?	1 2	3
H34		1	3
H35	?	1 2	3
H36	?	1 2	3
H37	?	1	3

H38 _____

_____

_____

H39 (1—3)___

H40 (1—3)___

H41	?	1	3
H42	?	1	3
H43		1	3
H44		(1,2)___	
H45		1	3

H46 _____

_____

_____

H47 　1　3

H48 _____

_____

_____

H49 　1　3

H50 _____

_____

_____

H51 (1—3)___

I.喂食及进食障碍

神经性厌食

I1		1	3
I2		1	3
I3		1	3
I4	?	1 2	3
I5	?	1 2	3
I6	?	1 2	3
I7	?	1 2	3
I8	?	1 2	3
I9	?	1 2	3
I10		1	3

神经性厌食时序

I11 　__ __ 岁

I12	1	3

I13 (1—4)___

I14 (1,2)___

I15 (1,2)___

I16 __ __ __ 月

神经性贪食

I17		1	3
I18		1	3
I19		1	3
I20	?	1 2	3
I21	?	1 2	3
I22	?	1 2	3
I23	?	1 2	3
I24		1	3
I25		1	3
I26	?	1 2	3
I27	?	1 2	3
I28	?	1 2	3
I29	?	1 2	3

I30	?	1 2	3
I31	?	1 2	3
I32	?	1	3
I33		1	3

神经性贪食时序

I34 　__ __ 岁

I35	1	3

I36 (1—4)___

I37 (1,2)___

I38 __ __ __ 月

暴食障碍

I39	?	1 2	3
I40	?	1 2	3
I41	?	1 2	3
I42	?	1 2	3
I43	?	1 2	3
I44	?	1 2	3
I45	?	1 2	3
I46	?	1 2	3
I47	?	1 2	3
I48	?	1 2	3
I49		1	3
I50		1	3
I51	?	1 2	3
I52	?	1 2	3
I53	?	1 2	3
I54	?	1 2	3
I55	?	1	3
I56	?	1	3
I57		1	3

暴食障碍时序

I58 　__ __ 岁

I59	1	3

I60 (1—4)___

I61 (1,2)___

I62 __ __ __ 月

回避行/限制性摄食障碍

I63		1	3
I64		1	3
I65		1	3
I66		1	3
I67		1	3
I68		1	3
I69	?	1 2	3
I70	?	1 2	3
I71	?	1 2	3
I72	?	1 2	3
I73	?	1 2	3
I74	?	1 2	3
I75	?	1 2	3
I76	?	1 2	3
I77		1	3

I78 　__ __ 岁

其他喂食或进食障碍

I79		1	3
I80		1	3
I81		1	3

I82 (1—7)___

I83 _____

_____

_____

J.躯体症状及相关障碍

躯体症状障碍

J1	1	3
J2	1	3
J3	1	3
J4	1	3
J5	? 1 2	3
J6	? 1 2	3
J7	? 1 2	3
J8	? 1 2	3
J9	1	3
J10	? 1 2	3
J11	1	3
J12	__ __ 岁	
J13	1	3
J14	1	3
J15	(1—3)___	

疾病焦虑障碍

J16	1	3
J17	1	3
J18	1	3
J19	1	3
J20	? 1 2	3
J21	_____
	_____
J22	? 1 2	3
J23	? 1 2	3
J24	? 1 2	3
J25	? 1 2	3
J26	? 1 2	3
J27	? 1	3
J28	? 1	3
J29	1	3
J30	(1,2)___	
J31	__ __ 岁	

K.外化障碍

成人注意缺陷/多动障碍

K1	1	3
K2	1	3
K3	1	3
K4	1	3
K5	1	3
K6	? 1 2	3
K7	? 1 2	3
K8	? 1 2	3
K9	? 1 2	3
K10	? 1 2	3
K11	? 1 2	3
K12	? 1 2	3
K13	? 1 2	3
K14	? 1 2	3
K15	1	3
K16	? 1 2	3
K17	? 1 2	3
K18	? 1 2	3
K19	? 1 2	3
K20	? 1 2	3
K21	? 1 2	3
K22	? 1 2	3
K23	? 1 2	3
K24	? 1 2	3
K25	1	3
K26	1	3
K27	? 1 2	3
K28	? 1 2	3
K29	? 1 2	3
K30	? 1 2	3
K31	1	3
K32	(1—3)___	
K33	(1—3)___	

间歇性爆发性障碍

K34	1	3
K35	1	3
K36	1	3
K37	1	3
K38	1	3
K39	? 1 2	3
K40	? 1 2	3
K41	? 1 2	3
K42	? 1 2	3
K43	_____
	_____
	_____
K44	1	3
K45	? 1 2	3
K46	? 1 2	3
K47	? 1 2	3
K48	? 1	3
K49	? 1	3
K50	1	3
K51	__ __ 岁	

赌博障碍

K52	1	3
K53	1	3
K54	1	3
K55	1	3
K56	1	3
K57	1	3
K58	1	3
K59	1	3
K60	1	3
K61	1	3
K62	1	3
K63	_____
	_____
	_____
K64	1	3
K65	? 1 2	3
K66	? 1 2	3
K67	? 1 2	3
K68	? 1 2	3
K69	? 1 2	3
K70	? 1 2	3
K71	? 1 2	3
K72	? 1 2	3
K73	? 1 2	3
K74	1	3
K75	1	3
K76	(1—3)___	
K77	__ __ 岁	
K78	(1,2)___	

L.创伤及应激相关障碍

终身创伤史的标准扫描

L1   1   3
L2   1   3
L3   1   3
L4   1   3
L5   1   3
L6   1   3
L7   1   3
L8   1   3
L9   _____

_____

L10   1   3

终身创伤史的详细扫描

L11   ?   1   3
L12   _____

_____

L13   ?   1   3
L14   _____

_____

L15   ?   1   3
L16   _____

_____

L17   ?   1   3
L18   _____

_____

L19   ?   1   3
L20   _____

_____

L21   ?   1   3
L22   _____

_____

L23   ?   1   3
L24   _____

L25   ?   1   3
L26   _____

L27   ?   1   3
L28   _____

_____

L29   ?   1   3
L30   _____

L31   ?   1   3
L32   _____

_____

L33   ?   1   3
L34   _____

_____

L35   ?   1   3
L36   _____

_____

L37   ?   1   3
L38   _____

_____

L39   ?   1   3
L40   _____

_____

L41   1   3
L42   _____

_____

L43   1   3

最近 1 个月事件的细节

L44   1   3

L45 _____		
_____		
L46	1	3
L47	1	3
L48	1	3
L49	1	3
L50	1	3
L51	1	3
L52	(1—4)___	
L53	__ __岁	
L54	(1,2)___	

既往事件的细节

L55   1   3

L56 _____
_____
_____

L57	1	3
L58	1	3
L59	1	3
L60	1	3
L61	1	3
L62	1	3
L63	(1—4)___	
L64	__ __岁	
L65	(1,2)___	
L66 _____		
_____		
L67	1	3
L68	1	3
L69	1	3
L70	1	3
L71	1	3
L72	1	3
L73	(1—4)___	
L74	__ __岁	
L75	(1,2)___	
L76 _____		
_____		
L77	1	3
L78	1	3
L79	1	3
L80	1	3
L81	1	3
L82	1	3
L83	(1—4)___	
L84	__ __岁	
L85	(1,2)___	

急性应激障碍

L86		1		3
L87	?	1	2	3
L88	?	1	2	3
L89	?	1	2	3
L90	?	1	2	3
L91		1		3
L92	?	1	2	3
L93	?	1	2	3
L94	?	1	2	3
L95	?	1	2	3
L96	?	1	2	3
L97	?	1	2	3
L98	?	1	2	3
L99	?	1	2	3
L100	?	1	2	3
L101	?	1	2	3
L102	?	1	2	3
L103	?	1	2	3
L104	?	1	2	3
L105	?	1	2	3
L106		1		3
L107	?	1		3
L108	?	1	2	3
L109		1		3
L110		1		3
L111		1		3

创伤后应激障碍

L112		1		3
L113	?	1	2	3
L114	?	1	2	3
L115	?	1	2	3
L116	?	1	2	3
L117		1		3
L118	?	1	2	3
L119	?	1	2	3
L120	?	1	2	3
L121	?	1	2	3
L122	?	1	2	3
L123	?	1	2	3
L124	?	1	2	3
L125	?	1	2	3
L126	?	1	2	3
L127	?	1	2	3
L128		1		3
L129		1		3
L130	?	1	2	3
L131	?	1	2	3
L132	?	1	2	3
L133	?	1	2	3
L134		1		3
L135		1		3
L136	?	1	2	3
L137	?	1	2	3
L138	?	1	2	3
L139	?	1	2	3
L140	?	1	2	3
L141	?	1	2	3
L142	?	1	2	3
L143	?	1	2	3
L144	?	1	2	3
L145	?	1	2	3

L146	?	1	2	3
L147	?	1	2	3
L148	?	1	2	3
L149	?	1	2	3
L150		1		3
L151		1		3
L152	?	1	2	3
L153	?	1	2	3
L154	?	1	2	3
L155	?	1	2	3
L156	?	1	2	3
L157	?	1	2	3
L158	?	1	2	3
L159	?	1	2	3
L160	?	1	2	3
L161	?	1	2	3
L162	?	1	2	3
L163	?	1	2	3
L164		1		3
L165		1		3
L166	?	1	2	3
L167	?	1	2	3
L168	?	1	2	3
L169		1		3
L170		＿ ＿ 岁		
L171		1		3
L172		＿ ＿ ＿ 月		
L173		1		3
L174		1		3
L175		1		3

适应障碍

L176		1		3
L177	?	1	2	3
L178	_____			
	_____			
	_____			
L179	_____			
	_____			
	_____			
L180	?	1	2	3
L181	?	1		3
L182	?	1		3
L183	?	1		3
L184		1		3
L185	(1—6)＿＿			
L186	(1,2)＿＿			

其他特定/未特定创伤及应激相关障碍

L187		1	3
L188		1	3
L189		1	3
L190	(1—4)＿＿		
L191	_____		
	_____		
	_____		

SCID-5-RV 诊断总评分表

SCID 编码	诊断	资料不足	无	阈下	阈上	否	是	
			终身患病情况			**最近 1 个月符合症状诊断标准**		
	双相及相关障碍							
01	双相 I 型障碍 (D.1/终身) (D.15/最近 1 个月)	?	1	2	③ — — ▶1		3	P1, P2
					目前或最近发作: 1 躁狂发作 2 轻躁狂发作 3 重性抑郁发作 4 未特定发作			P3
02	双相 II 型障碍 (D.3/终身) (D.15/最近 1 个月)	?	1	2	③ — — ▶1		3	P4, P5
					目前或最近发作: 1 轻躁狂发作 2 重性抑郁发			P6
			仅目前			**最近 2 年符合症状诊断标准**		
03	环性心境障碍 (A.60/仅最近 2 年)					1	3	P7
			终身患病情况			**最近 1 个月符合症状诊断标准**		
04	其他特定/未特定双相及相关障碍 (D.7/终身) (D.7/最近 1 个月)	?	1		③ — — ▶1		3	P8, P9
05	由于其他躯体疾病所致的双相及相关障碍 (A.27, A.37, A.47, A.54, A.59, D.6/终身) (A.27, A.37, D.6/最近 1 个月) 特定躯体疾病: _____	?	1		3	1	3	P10, P11 P12
06	物质/药物所致的双相及相关障碍 (A.28, A.38, A.48, A.55, A.60, D.7/终身) (A.28, A.38, D.7/最近 1 个月) 特定物质/药物: _____	?	1		3	1	3	P13, P14 P15

SCID 编码	诊断	资料不足	无	阈下	阈上	否	是	
						最近 1 个月符合症状诊断标准		
			终身患病情况					
	抑郁障碍							
07	重性抑郁障碍 (D.9/终身) (D.18/最近 1 个月)	?	1	2	③---➤ 1		3	P16, P17
			最近 2 年之前符合症状诊断标准			**最近 2 年符合症状诊断标准**		
08	持续性抑郁障碍 (A.74 /最近 2 年之前) (A.66 /最近 2 年)	?	1	2	③---➤ 1		3	P18, P19
						最近 12 个月符合症状诊断标准		
			仅目前					
09	经前期烦躁障碍 (A.81 /最近 12 个月)					1	3	P20
						最近 1 个月符合症状诊断标准		
			终身患病情况					
10	其他特定/未特定抑郁障碍 (D.13 /终身) (D.13 /最近 1 个月)	?	1		③---➤ 1		3	P21, P22
11	由于其他躯体疾病所致的抑郁障碍 (A.5, A.20, A.64, A.72, A.79, D.12/终身) (A.5, D.12/最近 1 个月)	?	1		3	1	3	P23, P24
	特定躯体疾病: _____							P25
12	物质/药物所致的抑郁障碍 (A.6, A.21, A.65, A.73, A.80, D.13 /终身) (A.6, D.13 /最近 1 个月)	?	1		3	1	3	P26, P27
	特定物质/药物: _____							P28
	精神分裂症及其他精神病性障碍							
13	精神分裂症 (C.7/终身) (C.28/最近 1 个月)	?	1	2	③--➤ 1		3	P29, P30
14	精神分裂样障碍 (C.10/终身) (C.31/最近 1 个月)	?	1	2	③---➤ 1		3	P31, P32
15	分裂情感性障碍 (C.15/终身) (C.28/最近 1 个月)	?	1	2	③---➤ 1		3	P33, P34
16	妄想障碍 (C.19/终身) (C.28/最近 1 个月)	?	1	2	③---➤ 1		3	P35, P36

SCID 编码	诊断	资料 不足	无	阈下	阈上	否	是	
				终身患病情况		最近 1 个月符合 症状诊断标准		
17	短暂精神病性障碍 (C.23/终身) (C.31/最近 1 个月)	?	1	2	③— — —▶ 1		3	P37, P38
18	由于其他躯体疾病 所致的精神病性障碍 (C.5, C.9, C.13, C.17, C.21, C.25/终身) (C.31/最近 1 个月)	?	1		③— — —▶ 1		3	P39, P40
	特定躯体疾病：_____							P41
19	物质/药物所致的精神病性障碍 (C.6, C.10, C.14, C.18, C.22, C.26/终身) (C.31/最近 1 个月)	?	1		③— — —▶ 1		3	P42, P43
	特定物质/药物：_____							P44
20	其他特定/未特定精神分裂症谱系 及其他精神病性障碍 (C.26/终身) (C.31/最近 1 个月)	?	1		③— — —▶ 1		3	P45, P46
			最近 12 个月之前 符合症状诊断标准			最近 12 个月符合 症状诊断标准		
	物质使用障碍							
21	酒精 (E.9/最近 12 个月之前) (E.4/最近 12 个月)	?	1	2	3	1	3	P47, P48
22	镇静剂、催眠药或抗焦虑药 (E.25/最近 12 个月之前/所有非酒精物质) (E.17/最近 12 个月/所有非酒精物质)	?	1	2	3	1	3	P49, P50
23	大麻	?	1	2	3	1	3	P51, P52
24	兴奋剂	?	1	2	3	1	3	P53, P54
25	阿片类物质	?	1	2	3	1	3	P55, P56
26	苯环利定	?	1	2	3	1	3	P57, P58
27	其他致幻剂	?	1	2	3	1	3	P59, P60
28	吸入剂	?	1	2	3	1	3	P61, P62
29	其他/未知物质	?	1		3	1	3	P63, P64

SCID 编码	诊断	资料不足	无	阈下	阈上	否	是	
			终身患病情况			最近 1 个月符合症状诊断标准		
	焦虑障碍							
30	惊恐障碍 (F.6/终身) (F.7/最近 1 个月)	?	1	2	③- - -▶	1	3	P65, P66
			终身患病情况			最近 6 个月符合症状诊断标准		
31	广场恐惧症 (F.12/终身) (F.13/最近 6 个月)	?	1	2	③- - -▶	1	3	P67, P68
32	社交焦虑障碍 (F.19/终身) (F.20/最近 6 个月)	?	1	2	③- - -▶	1	3	P69, P70
33	特定恐惧症 (F.23/终身) (F.24/最近 6 个月)	?	1	2	③- - -▶	1	3	P71, P72
			最近 6 个月之前符合症状诊断标准			最近 6 个月符合症状诊断标准		
34	广泛性焦虑障碍 (F.36/最近6个月之前) (F.30/最近6个月)	?	1	2	③- - -▶	1	3	P73, P74
			仅目前			最近 6 个月符合症状诊断标准		
35	分离焦虑障碍（可选） (F.41/仅最近 6 个月)					1	3	P75
			终身患病情况			最近 1 个月符合症状诊断标准		
36	其他特定/未特定焦虑障碍 (F.45/终身) (F.46/最近 1 个月)	?	1		③- - -▶	1	3	P76, P77
37	由于其他躯体疾病所致的焦虑障碍 (F.4, F.17, F.28, F.34, F.44) (终身/最近 1 个月) 特定躯体疾病: _____	?	1		③- - -▶	1	3	P78, P79 P80
38	物质/药物所致的焦虑障碍 (F.5, F.18, F.29, F.35, F.45) (终身/最近 1 个月) 特定物质/药物: _____	?	1		③- - -▶	1	3	P81, P82 P83

SCID 编码	诊断	资料不足	无	阈下	阈上	否	是	
				终身患病情况		最近 1 个月符合症状诊断标准		
	强迫及相关障碍							
39	强迫症 (G.7/终身) (G.8/最近 1 个月)	?	1	2	③- - -▶1		3	P84, P85
40	囤积障碍（可选） (G.13/终身) (G.14/最近 1 个月)	?	1	2	③- - -▶1		3	P86, P87
41	躯体变形障碍（可选） (G.17/终身) (G.18/最近 1 个月)	?	1	2	③- - -▶1		3	P88, P89
42	拔毛癖（拔毛障碍）（可选） (G.23/终身) (G.24/最近 1 个月)	?	1	2	③- - -▶1		3	P90, P91
43	抓痕（皮肤搔抓）障碍（可选） (G.29/终身) (G.30/最近 1 个月)	?	1	2	③- - -▶1		3	P92, P93
44	其他特定/未特定强迫及相关障碍 (G.34/终身) (G.35/最近 1 个月)	?	1		③- - -▶1		3	P94, P95
45	由于其他躯体疾病 所致的强迫及相关障碍 (G.5, G.12, G.22, G.27, G.33) (终身/最近 1 个月) 特定躯体疾病: _____ 强迫及相关障碍症状的特点: ___ [1=伴强迫症样症状; 2=伴外貌先占观念; 3=伴囤积症状; 4=伴拔毛症状; 5=伴搔抓皮肤症状]	?	1		③- - -▶1		3	P96, P97 P98 P99
46	物质/药物所致的强迫及相关障碍 (G.6, G.28, G.34)(终身/最近 1 个月) 特定物质/药物: _____ 强迫及相关障碍症状的特点: ___ [1=伴强迫症样症状; 2=伴外貌先占观念; 3=伴囤积症状; 4=伴拔毛症状; 5=伴搔抓皮肤症状]	?	1		③- -▶1		3	P100, P101 P102 P103

SCID 编码	诊断	资料 不足	无	阈下	阈上	否	是	
				仅目前		**最近 3 个月符合 症状诊断标准**		
	睡眠-觉醒障碍							
47	失眠障碍（可选）(H.6/最近 3 个月)					1	3	P104
48	嗜睡障碍（可选）(H.11/最近 3 个月)					1	3	P105
49	物质/药物所致的睡眠障碍（可选）(H.4, H.9/最近 3 个月)					1	3	P106
	特定物质/药物：_____							P107
				终身患病情况		**最近 3 个月符合 症状诊断标准**		
	喂食及进食障碍							
50	神经性厌食 (I.2/终身) (I.2/最近 3 个月)	?	1	2	③- - -► 1		3	P108, P109
51	神经性贪食 (I.6/终身) (I.7/最近 3 个月)	?	1	2	③- - -► 1		3	P110, P111
52	暴食障碍 (I.10/终身)(I.10/最近 3 个月)	?	1	2	③- - -► 1		3	P112, P113
				仅目前		**最近 1 个月符合 症状诊断标准**		
53	回避性/限制性摄食障碍（可选）(I.13/最近 1 个月)					1	3	P114
				终身患病情况		**最近 1 个月符合 症状诊断标准**		
54	其他特定/未特定喂食或进食障碍 (I.14/终身) (I.15/最近 1 个月)	?	1		③- - -► 1		3	P115, P116
				仅目前		**最近 6 个月符合 症状诊断标准**		
	躯体症状及相关障碍							
55	躯体症状障碍（可选）(J.2/最近 6 个月)					1	3	P117
56	疾病焦虑障碍（可选）(J.6/最近 6 个月)					1	3	P118

SCID 编码	诊断	资料不足	无	阈下	阈上	否	是	
				仅目前		**最近 6 个月符合症状诊断标准**		
	外化障碍							
57	注意缺陷/多动障碍 (K.7/最近 6 个月)					1	3	P119
				仅目前		**最近 12 个月符合症状诊断标准**		
58	间歇性爆发性障碍（可选） (K.12/最近 12 个月)					1	3	P120
59	赌博障碍（可选） (K.15/最近 12 个月)					1	3	P121
				仅目前		**最近 1 个月符合症状诊断标准**		
	创伤及应激相关障碍							
60	急性应激障碍 (L.15/最近 1 个月)					1	3	P122
				终身患病情况		**最近 1 个月符合症状诊断标准**		
61	创伤后应激障碍 (L.26/终身) (L.26/最近 1 个月)	?	1	2	③──→1		3	P123, P124
				仅目前		**最近 6 个月符合症状诊断标准**		
62	适应障碍 (L.30/最近 6 个月)					1	3	P125
				终身患病情况		**最近 1 个月符合症状诊断标准**		
63	其他特定/未特定创伤及应激相关障碍 (L.31/终身) (L.32/最近 1 个月)	?	1		③──→1		3	P126, P127
64	**其他 DSM-5 障碍:** 特定名称: _____		1		③──→1		3	P128, P129 P130

主要诊断 [即这一障碍是（或应该是）当前临床关注的最主要焦点]。
填入诊断总评分表中最主要诊断的 SCID 编码：　　　　　　　　　　　　　　　　　　　—— —— P131

注：若无目前精神障碍，编码为"00"。若诊断不清楚，编码为"99"。

若与 SCID 诊断不同，记录检查者的诊断：

_____　_____　_____ P132—P134

临时诊断（即需要更多信息来排除该障碍）：　_____ P135

检查者根据整个过程判断：		
	调查对象合作程度（1=差, 2=一般, 3=好）	—— P136
	调查对象理解程度（1=差, 2=一般, 3=好）	—— P137
	信息可靠程度（1=差, 2=一般, 3=好）	—— P138
	诊断把握程度（1=差, 2=一般, 3=好）	—— P139

最近 1 个月社会功能的评估

		本人/家属	检查者	
近 1 个月内，心理或精神问题 (说出上述承认的症状) **对您本人** (调查对象本人) **以下几个方面的影响程度如何？我们把影响程度分为 5 个等级：无影响；小；中；大和巨大的影响。**	① 工作/学习能力	___	___	Y1, Y2
	② 日常生活	___	___	Y3, Y4
(0=无；1=小；2=中；3=大；4=巨大)	③ 精神状况	___	___	Y5, Y6
	④ 社会交往	___	___	Y7, Y8
注：分别记录本人或家属的答案和检查者观察所得的评估。	⑤ 自我料理	___	___	Y9, Y10

此处评估应在一个从最佳功能到严重受损功能的连续谱上考虑心理、社会及职业功能状况，包括由于身体缺陷或精神不健全所造成的功能损害。功能损害必须是精神和躯体问题所造成的直接后果才能被计入；由于缺乏机会和其他环境限制所造成的后果不应考虑在内。

参考下列标准评定最近一个月中功能最差一周的最低功能水平：___ ___ ___ Y11

(评分从 0 分至 100 分，也可采用中间水平的评分，例如，45、68、72)

91—100　在大部分领域中活动功能极好。

81—90　各方面功能良好，能有效地工作和社交。

71—80　社交、工作、学习功能至多有轻度损害 (例如，偶发的人际冲突，学校功课暂时落后)。

61—70　社交、工作、学习存在一些困难，但功能基本良好，拥有一些有意义的人际关系。

51—60　社交、工作、学习存在中等程度的困难 (例如，很少有朋友，与同伴或同事发生冲突)。

41—50　社交、工作、学习功能严重受损 (例如，没有朋友，不能保住工作)。

31—40　几方面的功能严重受损，像工作、学习或家庭关系 (例如，抑郁的男性回避朋友、忽视家庭且不能工作；儿童常常殴打更小的儿童、在家里胆大妄为且学业失败)。

21—30　几乎所有方面的功能均无法执行 (例如，整天卧床，没有工作、家庭或朋友)。

11—20　偶尔不能保持最低限度的个人卫生；无法独立生活。

1—10　持续地不能保持最低限度的个人卫生；或者，在生活中会伤害自己或他人，因此需要相当多的外部支持 (例如，护理和监管)。

0　　　资料不足。

最近 1 个月生活质量评定表

		本人/家属	检查者	
下面我们想从几个方面了解您最近一个月的生活质量。我们把生活质量分为 5 个等级：非常好；好；一般；差和非常差。	① 您的身体状况怎样？	___	___	Y12, Y13
	② 您的精神心理状况怎样？	___	___	Y14, Y15
(1=非常好；2=好；3=一般；4=差；5=非常差)	③ 您的经济状况怎样？	___	___	Y16, Y17
	④ 您的工作(学习、做农活)状况怎样？	___	___	Y18, Y19
注：分别记录本人/家属的答案以及检查者将调查对象与相匹配的正常人相比所得的评估。	⑤ 您与家人的关系怎样？	___	___	Y20, Y21
	⑥ 您与其他人的关系怎样？	___	___	Y22, Y23

精神病家族史评定表

您本人（调查对象本人）**健在或去世的所有有血缘关系的亲属中，任何时候是否有人因上述问题或其他精神或心理方面的问题看过病、寻求过其他帮助或 1 个月以上无法履行日常职责？**（1=否, 3=是）

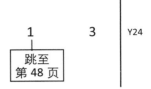

根据这些亲属的情况按下面的编码填表 **(例如, 少于 5 个亲属, 余下的行放空)**

(a) 与调查对象关系的名称	(b) 关系的相应编码	(c) 医生或提供帮助的人对这个问题的结论（诊断）或解释（病因）是什么？	(d) 是否因精神方面的问题住过院？（1=否, 3=是, 9=不详）	(e) 检查者的诊断类型	(f) 检查者对诊断的把握程度（0=差, 1=一般, 2=好）	
						Y25—Y30
						Y31—Y36
						Y37—Y42
						Y43—Y48
						Y49—Y54

(b 列的编码) 与调查对象关系的编码：

一级亲属	父　系	母　系	旁　系	
10=父亲 11=母亲 12=哥哥 13=弟弟 14=姐姐 15=妹妹 16=儿子 17=女儿	21=祖父 22=祖母 23=父亲的兄弟 24=父亲兄弟的孩子（堂兄妹） 25=父亲的姐妹（姑姑） 26=父亲姐妹的孩子（姑表兄妹） 29=其他父系亲属	31=外祖父 32=外祖母 33=母亲的兄弟（舅舅） 34=母亲兄弟的孩子（舅表兄妹） 35=母亲的姐妹（姨） 36=母亲姐妹的孩子（姨表兄妹） 39=其他母系亲属	41=兄弟的孩子 42=姐妹的孩子 43=其他旁系亲属 88=其他（＿＿＿＿） 99=不详	Y55

(e 列的编码) 疾病诊断名称编码：

心境障碍	精神病性障碍	成瘾障碍	焦虑障碍	强迫障碍	其他精神或行为障碍
01=双相 I 型障碍 02=双相 II 型障碍 03=其他双相障碍 04=重性抑郁障碍 05=持续性抑郁障碍 06=未特定抑郁障碍 07=由于其他躯体疾病所致的心境障碍 08=物质/药物所致的心境障碍	09=精神分裂症 10=精神分裂样障碍 11=分裂情感障碍 12=妄想障碍 13=短暂精神病性障碍 14=由于其他躯体疾病所致的精神病性障碍 15=物质/药物所致的精神病性障碍 16=未特定的精神病性障碍	17=酒精 18=镇静-催眠-抗焦虑剂 19=大麻类 20=兴奋剂 21=阿片类 22=可卡因 23=致幻剂/PCP 24=其他物质 25=赌博障碍 26=网络游戏障碍	27=惊恐障碍 28=广场恐惧症 29=社交恐惧症 30=特定恐惧症 31=广泛性焦虑症 32=由于其他躯体疾病所致的焦虑障碍 33=物质/药物所致的焦虑障碍 34=未特定的焦虑障碍	35=强迫症 36=躯体变形障碍 37=拔毛癖 38=抓痕障碍	39=神经性厌食 40=神经性贪食 41=暴食障碍 42=适应障碍 43=创伤后应激障碍 44=躯体症状障碍 45=疾病焦虑障碍 46=未特定躯体症状障碍 47=间歇性爆发性障碍 48=偷窃狂 49=纵火狂 50=未特定破坏性、冲动控制及品行障碍 51=智力障碍 52=痴呆 53=自杀行为障碍 54=非自杀性自我伤害 75=其他类型精神障碍 99=不详

求医方式评定表

填表步骤：1.询问调查对象对(1)栏列出的所有求医方式的态度　2.对所有在(1)栏编码为3,4或5的方式填写(2)栏(次数)和(3)栏(首次看的时间)信息
3.对所有在(1)栏编码为3,4或5的方式逐行填写(4)栏至(13)栏的信息　4.同时考虑所有在(1)栏编码为3,4或5的方式，在(14)栏记录其相对重要性

项　目	(1)态度	(2)次序	(3)首次看的年月	(4)地方	(5)次数	(6)最近半年的次数	(7)介绍人	(8)决定人	(9)路途时间	(10)解释方式	(11)处理方法 A	B	C	(12)花费	(13)满意程度	(14)重要性	
	x	xx	xxxx	x	xx	xx	xx	xx	xxxx	xx	xxx	xxx	xxx	xxxxxx	x	xx	
01 亲戚																	Z101—Z117
02 同事、朋友、邻居																	Z118—Z134
03 个体西医																	Z135—Z151
04 个体中医																	Z152—Z168
05 巫医																	Z169—Z185
06 气功者																	Z186—Z202
07 综合医院普通内科门诊																	Z203—Z219
08 综合医院神经内科门诊																	Z220—Z236
09 综合医院的精神科门诊																	Z237—Z253
10 综合医院住院																	Z254—Z270
11 中医院门诊																	Z271—Z287
12 中医院住院																	Z288—Z304
13 精神专科医院门诊																	Z305—Z321
14 精神专科医院住院																	Z322—Z338
15 社区里的心理治疗机构																	Z339—Z355
16 公共卫生机构																	Z356—Z372
17 残疾人联合会																	Z373—Z389
18 社区的保健所																	Z390—Z406
19 社区的药房																	Z407—Z423
20 庙宇																	Z424—Z440
21 读报纸、杂志后得到的启示																	Z441—Z457
22 网站咨询																	Z458—Z474
23 电话咨询																	Z475—Z491
88 其他（在备注处描述）																	Z492—Z508

备注： Z509

求医方式评定表各栏使用的编码

（1）栏：态度

0=没用过，并认为不会有效
1=没用过，但认为可能会有效
2=没用过，但认为肯定会有效
3=用过，但认为不会有效
4=用过，认为可能会有效
5=用过，认为肯定会有效
8=其他（要在填表边上描述）

（10）栏：解释方法

A. 躯体问题导致的
01=颅内疾病
02=感染细菌
03=体质寒热/虚弱
04=其他的躯体疾病（需描述）
05=身体/生理缺陷问题
06=身体劳累
07=大脑损伤
08=月经、白带
09=饮食问题
10=其他的躯体问题（需描述）

B. 人际关系的问题所致
11=失恋/恋爱矛盾
12=与配偶的矛盾
13=与配偶亲属的矛盾
14=与其他亲属的矛盾
15=与他人人际关系紧张/压力
16=其他人际关系问题

C. 神仙类的问题所致
17=前世的孽障
18=命运
19=魔鬼的附体
20=风水地理
21=宗教原因
22=今世的作为
23=其他神仙类问题（需描述）

D. 社会环境问题所致
24=工作压力
25=学习压力
26=经济问题
27=受刺激
28=亲人生病/死亡
29=父母教育方式不当
30=患者的亲属之间不和
31=社会环境
32=政治因素
33=文化影响（书籍、电影等）
34=其他社会因素（需描述）

E. 调查对象本人特征所致
35=遗传原因
36=文化程度低
37=性格问题
38=烟酒
39=遗精、手淫
40=思考过度
41=心理问题
42=其他的特征（需描述）

F. 其他
81=气候变化
82=被人陷害
83=用错了药
84=气功
85=其他（需描述）

G. 精神或神经障碍
50=精神分裂症
51=心境障碍
52=神经衰弱
53=神经症
54=精神发育迟滞
55=癫痫及癫痫所致的精神障碍
56=人格障碍
57=其他精神障碍（需描述）
60=诊治者说没有任问题
61=诊治者说这些问题没什么原因
62=诊治者说不知是什原因导致
63=诊治者没有提供任何解释方法
64=调查对象者不知道诊治者提的解释 因为他当时他不在场

（7）（8）栏：介绍人和决定人

01=调查对象本人
05=继父
06=继母
07=配偶的父亲
08=配偶的母亲
10=父亲
11=母亲
12=哥哥
13=弟弟
14=姐姐
15=妹妹
16=儿子
17=女儿
18=配偶
19=其他亲属
20=单位领导
21=同事
22=老师
23=同学
24=朋友
25=邻居
26=公安
27=司法部门
28=居委会/村委会/街道办
30=西医
31=中医
32=巫医
33=气功
34=宗教人员
35=精神科医生
40=报纸、杂志
41=电视
42=广播电台
88=其他 （要在底部备注描述）

（13）栏：满意程度

1=非常不满意
2=不满意
3=一般
4=满意
5=非常满意

（11）栏：处理方法

首位数编码方法：1xx=确被使用过
后两位数编码方法：
21=西药药片
22=注射
23=中药
24=补药
25=膏药
26=针灸、火罐
27=推拿
28=符水
29=气功
30=辟谷
31=驱鬼
32=放血
33=其他迷信仪式
34=手术
35=心理治疗
36=谈心/开导
37=抽血检查
38=心电图
39=脑电图
40=CT和MRI检查
41=X线检查
42=体检
43=其他验检查
2xx=未被使用过
51=送到精神科机构
52=送到其他医疗机构
53=送到非医疗机构或个人（需描述）
66=其他（需描述）
777=诊治者没有提供任何处理方法
888=调查对象不知道诊治者提供什么样的处理方法，因当时他不在场

SCID-5

□ DSM-5® 障碍定式临床检查（临床版）访谈手册

□ DSM-5® 障碍定式临床检查（临床版）用户指南

□ DSM-5® 障碍定式临床检查（临床版）记录单

□ DSM-5® 障碍定式临床检查（研究版）访谈手册

□ DSM-5® 障碍定式临床检查（研究版）用户指南

■ DSM-5® 障碍定式临床检查（研究版）记录单

"未名创新平台"
微信公众号

"北京大学出版社"
微信公众号

ISBN 978-7-301-31385-5

9 787301 313855 >

定价：20.00元